DE

L'OSTÉITE TUBERCULEUSE PRIMITIVE
DE LA ROTULE

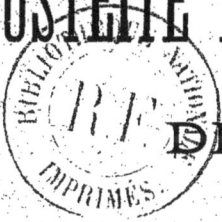

PAR

Jean ORSONI

DOCTEUR EN MÉDECINE

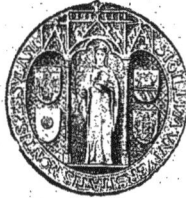

MONTPELLIER

IMPRIMERIE Gustave FIRMIN, MONTANE ET SICARDI

Rue Ferdinand-Fabre et Quai du Verdanson

—

1906

DE
L'OSTÉITE TUBERCULEUSE PRIMITIVE
DE LA ROTULE

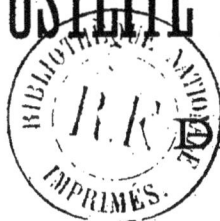

PAR

Jean ORSONI

DOCTEUR EN MÉDECINE

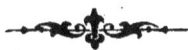

—◆—

MONTPELLIER

IMPRIMERIE Gustave FIRMIN, MONTANE ET SICARDI

Rue Ferdinand-Fabre et Quai du Verdanson

—

1906

A LA MEMOIRE VÉNÉRÉE DE MA MÈRE

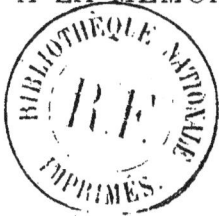

En ce jour où se réalise le plus cher désir de ta vie, toute ma pensée, mère chérie, s'en va pieusement vers toi et ta douce image remplit mon cœur.

A MON PÈRE

A TOUS MES PARENTS

J. ORSONI.

A MON PRÉSIDENT DE THÈSE

MONSIEUR LE PROFESSEUR FORGUE

MEMBRE CORRESPONDANT DE L'ACADÉMIE DE MÉDECINE

MÉDECIN-MAJOR HORS CADRE

CHEVALIER DE LA LÉGION D'HONNEUR

Hommage de respectueuse reconnaissance

A MONSIEUR LE DOCTEUR JEANBRAU

PROFESSEUR-AGRÉGÉ A LA FACULTÉ DE MÉDECINE

J. ORSONI.

A MONSIEUR LE PROFESSEUR ESTOR

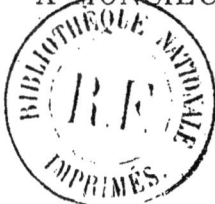

A MONSIEUR LE DOCTEUR L. IMBERT

PROFESSEUR DE CLINIQUE CHIRURGICALE A L'ÉCOLE DE MÉDECINE

DE MARSEILLE

A MONSIEUR LE PROFESSEUR-AGRÉGÉ VIRES

A MONSIEUR LE DOCTEUR V. RICHE

CHEF DE CLINIQUE CHIRURGICALE A LA FACULTÉ DE MÉDECINE DE MONTPELLIER

J. ORSONI.

INTRODUCTION

Il y a quelque temps, M. le professeur Forgue nous faisait observer, dans son service, un cas de tuberculose primitive de la rotule. Nos recherches dans les ouvrages parus jusqu'à ce jour, — recherches que M. le docteur Riche a bien voulu diriger — nous ont montré la pauvreté de la littérature médicale sur cette question.

Putz, de Strasbourg, relata, en 1860, plusieurs cas d'ostéites de la rotule et démontra, un des premiers, que la rotule n'était pas indispensable à la marche.

De 1875 à 1884, nous trouvons plusieurs observations éparses dans quelques revues étrangères, spécialement anglaises et allemandes.

En 1880, Albert, dans *The London Medical Record*, rapporte un cas d'ostéite rotulienne, traitée par la résection incomplète et qui fut suivie de mort.

La même année, Schwartz, dans sa thèse d'agrégation de Paris : *Des résections du genou,* insiste sur la nécessité de l'extirpation complète de la rotule dans les arthrites tuberculeuses du genou.

Dans son *Traité des résections*, Ollier en rapporte un seul cas, puis il fait une brève allusion à deux autres cas personnels.

Ribera y Sans (*Revue de Médecine et de Chirurgie*), publie une série d'articles intitulés : De la résection de la rodilla en los ninos (De la résection de la rotule chez les enfants) ; nous n'avons pu, malgré nos recherches, nous procurer ce travail.

. . Le premier travail important, concernant les ostéites de la rotule, en général, est celui de François (Thèse de Lyon, 1881). Cet auteur a recueilli plusieurs observations d'ostéites tuberculeuses prises dans les services de MM. A. Pollosson, Mollière, Poncet et Rochet, de Lyon. Nous serons souvent amené, dans le courant de cette étude, à rappeler quelques-unes des observations de François.

Après ce premier essai, nous avons à compter le travail de M. le docteur Ménard, médecin-chef de l'Hôpital·maritime de Berck-sur-Mer, paru, en 1896, au 10e Congrès de chirurgie de Paris. M. Ménard rapporte six observations intéressantes, qu'il prit dans son service, et, après une étude approfondie sur l'anatomie pathologique des lésions produites par la tuberculose primitive de la rotule, il expose les modes de traitement dont il s'est servi et les résultats qu'il a obtenus. Nous joindrons à ces observations et à quelques autres puisées dans la thèse de M. Chambon (1897), et dues à MM. Guillemain, Levrat, Dodd, Parker, Gibney, deux observations inédites.

Nous n'avons pu découvrir d'autre publication de ce genre. Quant aux ouvrages classiques, c'est à peine s'ils mentionnent la localisation primitive de la bacillose dans la rotule.

Nous limiterons notre travail à cette seule forme de la tuberculose rotulienne. Les lésions secondaires à une tumeur blanche ne nous ont pas paru offrir grand intérêt ; d'autre part, nous n'avons pu trouver aucune observation probante de la tuberculose rotulienne secondaire à une infection primitive de la synoviale ou de la bourse séreuse prérotulienne.

Après avoir mis en relief quelques faits concernant l'étiologie et la pathogénie de la tuberculose primitive de la rotule, nous étudierons l'anatomie pathologique de cette affection, en groupant les lésions de façon à faire passer sous les yeux les différentes formes et les divers stades de l'évolution de l'ostéite tuberculeuse. Nous tâcherons ensuite de faire une étude clinique de l'affection et, après l'énumération des symptômes et le pronostic, nous terminerons par quelques considérations sur le traitement et ses cas particuliers.

Mais, avant d'aborder notre sujet, nous sommes heureux d'obéir à une douce tradition en donnant un témoignage public de profonde gratitude à tous ceux qui, de loin ou de près, se sont intéressés à nous.

Nos remerciements iront, en premier lieu, à nos parents, qui se sont imposé de lourds sacrifices et nous ont entouré d'une affection inlassable. A la petite sœur, vaillante et affectueuse, qui a été pour nous une seconde mère, nous devons un absolu dévouement ; nous nous en souviendrons jusqu'à notre dernier jour.

Nous conserverons au fond du cœur un vif sentiment de respectueuse sympathie pour ceux qui furent nos maîtres à la Faculté et dans les Hôpitaux. Toute notre gratitude leur est acquise pour les conseils et l'enseignement que nous avons trouvés auprès d'eux.

Enfin, que ceux de nos condisciples qui ont été nos amis, reçoivent ici l'assurance que nous ne les oublierons pas.

DE

L'OSTÉITE TUBERCULEUSE PRIMITIVE

DE LA ROTULE

ETIOLOGIE. — PATHOGENIE

La tuberculose primitive de la rotule est une affection peu fréquente. C'est là un point sur lequel tous les auteurs sont d'accord.

Dans le *Dictionnaire des sciences médicales,* nous relevons à l'article « rotule », pathologie spéciale, un chapitre intitulé « ostéite, carie, nécrose », et nous y lisons : « L'insuffisance des descriptions laissées par les auteurs oblige à traiter dans un même paragraphe ces trois altérations, qui n'étaient peut-être que trois degrés différents d'un même processus pathologique. On en connaît une dizaine d'observations. » Puis, plus loin : « Dans un certain nombre de cas, un traumatisme a été le point de départ de l'affection. L'origine de l'altération osseuse n'est point signalée dans les autres cas, ce qui semble indiquer qu'elle s'était spontanément développée. »

Dans sa communication au 10ᵉ Congrès de chirurgie, M. le

docteur Ménard débute ainsi : « Si la rotule est souvent ulcérée secondairement par sa surface articulaire dans les arthrites fongueuses du genou, l'infection tuberculeuse primitive de cet os est, au contraire, fort rare. »

Si nous consultons les traités parus, depuis l'emploi fré-
quent de l'arthrotomie, sur les ostéo-arthrites tuberculeuses,
nous ne trouvons qu'un nombre fort limité de cas où soit signalée l'altération de la rotule. Sur 47 cas de tumeurs blan-
ches du genou, observées au début, et d'origine présumée osseuse, M. Moudan, chef de clinique du professeur Ollier, n'a
trouvé une origine rotulienne que deux fois. M. Guillemain,
dans les seize observations personnelles qu'il a publiées dans
sa thèse, ne note qu'une fois l'origine rotulienne.

Enfin, le relevé des tableaux du mémoire de Willemer nous
a donné :

Origine tibiale 8
Origine fémorale 4
Origine rotulienne 0

La tuberculose primitive de la rotule est donc rare. Et cependant, si nous lisons le résumé d'un travail allemand, publié dans la *Gazette hebdomadaire* du 31 mai 1896, nous ver-
rons que M. Kœnig a traité de 1875 à 1893 : 720 cas de
tuberculose : 287 avaient un départ osseux, 33 fois il s'agissait
d'une ostéite primitive de la rotule.

Quand il s'agit d'expliquer le peu de prédilection du bacille
pour la rotule, on en est réduit à des hypothèses. Guillemain,
dans sa thèse, explique la rareté par « le faible volume de l'os
et son rôle secondaire dans l'articulation ». François en donne une raison histologique : « elle le doit à sa constitution
peu vasculaire, à sa trame serrée, à son périoste peu suscep-
tible », opinion d'ailleurs admise par M. Chambon, qui y joint

« la faible activité ostéogénique de l'os », car l'évolution de cet os est achevée à un âge peu avancé. Entièrement cartilagineux dès l'abord, son noyau osseux central commence à se développer à l'âge de trois ans ; net à quatre ans, n'augmentant pas considérablement à cinq ans, nous le voyons, à six ans, s'étendre excentriquement, se rapprochant plus de la face quadricipitale que de la face articulaire ; et de même jusqu'à huit ans, où la fusion de l'os et du périoste semble s'être produite. A partir de ce moment, l'os va augmenter de consistance de plus en plus jusqu'à l'âge de quinze ans, où il a atteint son complet développement. Il est alors ainsi constitué : la face antérieure est formée d'une lame de tissu compact pouvant atteindre, à la partie médiane, deux à quatre millimètres. Cette couche, plus épaisse à la partie centrale, s'arrête au niveau des bords, et toute la portion postérieure est constituée par du tissu trabéculaire, à direction, en majorité, perpendiculaire à une même couche de tissu compact, qui limite la face articulaire. A mesure que l'on avance en âge, le tissu trabéculaire se raréfie de plus en plus.

Cette théorie, conforme aux observations journalières qui montrent les tuberculoses locales, se développant de préférence au niveau des cartilages ostéogéniques, ou dans le tissu spongieux, a en sa faveur, dans le cas particulier, *la plus grande fréquence des lésions tuberculeuses de la rotule dans le jeune âge* ; car, dans toutes nos observations, nous n'avons affaire que cinq fois à des adultes. Mais elle n'explique pas l'altération chez cinq malades.

PATHOGÉNIE. — Elle reste aussi à élucider. Le traumatisme semble jouer un rôle bien minime comme cause déterminante de la lésion. Si nous parcourons nos observations, dans neuf d'entre elles (Obs. IX, XIII, X, XII, XX, XIX, XXI, VI, VII), nous ne trouvons aucun traumatisme signalé. Dans l'observation V il est bien spécifié que la lésion tuberculeuse est apparue spontanément ; dans l'observation XVIII, on note : sans cause appréciable ; dans une autre (II), la douleur est attribuée dès l'abord à la constitution rhumatisante du sujet ; enfin (I), la malade se souvient parfaitement de n'avoir pas reçu de coup. De même, l'enfant de l'observation IV n'avait reçu aucun choc. Dans deux cas seulement (VIII, XXII), il est signalé un traumatisme ; dans le premier (VIII), il est dit que le malade, un enfant, est tombé dans un trou de cinq mètres de profondeur ; mais il est permis de supposer, dans tous les cas, que le traumatisme ne fut pas très violent, malgré la profondeur, puisque l'enfant continua à aller à l'école pendant huit jours et ce n'est qu'à partir de cette époque qu'il commença à souffrir ; dans le second (XXII), l'histoire du malade est fort écourtée.

Il semble donc que le traumatisme ne joue pas un rôle bien net dans la localisation de la tuberculose rotulienne.

Au point de vue des *antécédents héréditaires ou personnels* de nos sujets, nous remarquons que, dans un certain nombre de cas, il n'est rien signalé (IV, V, XVIII, IX, XIII, XIX, VII, XXII), ce que permet d'expliquer le jeune âge des malades qui font le sujet de ces observations.

Chez un seul enfant (VIII), il est noté qu'un de ses frères était tuberculeux et vivait avec lui dans l'appartement commun de la famille.

Dans un âge plus avancé, chez tous nos malades adultes, nous voyons que le sujet est déjà atteint d'autres manifestations locales osseuses de l'ostéite bacillaire, ou a présenté, dans son enfance ou au moment de son examen, une manifestation ganglionnaire ou viscérale de la tuberculose. Considérons nos observations :

X. — 16 ans. De l'anémie en 1894 ; en mai, la malade est

atteinte de pleurésie ; en même temps que sa rotule, la tuberculose a envahi des points multiples.

XXI. — 30 ans. Elle a eu, dans son enfance, de la kératite, des engorgements ganglionnaires cervicaux ; déjà le processus avait débuté par une cheville et avait nécessité l'amputation.

I. — 17 ans. Le père et la mère de la jeune fille sont bien portants, de même que trois frères ; l'une de ses sœurs a eu une pleurésie et est morte de tuberculose. Elle ne présente rien de pathologique jusqu'à 15 ans, sauf une coqueluche à 9 ans. A cette époque, réglée irrégulièrement, elle commence à avoir de la faiblesse, des étourdissements, de l'anémie, elle tousse un peu et crache des filets de sang, elle est atteinte de tuberculose probable en même temps que de son affection rotulienne.

II. — La malade, neuropathique, a eu deux petits ganglions situés sous le menton et l'oreille droite qui ont suppuré pendant qu'elle était en nourrice.

Jusqu'à 14 ans, elle ne tousse pas ; bien réglée à 14 ans, elle a, de 15 ans à 25 ans, des crises d'hystérie ; en 1886, un ganglion présternal suppure pendant un an. Ce n'est qu'en 1887 qu'apparaît la lésion rotulienne.

Les mauvaises conditions sociales et hygiéniques peuvent jouer un certain rôle.

ANATOMIE PATHOLOGIQUE

OBSERVATION INÉDITE

Recueillie dans le service de M. le professeur Forgue
(Due à l'obligeance de M. le Dr Riche, chef de clinique)
Ostéo-arthrite tuberculeuse du genou droit, à point de départ rotulien,
avec volumineux abcès froid juxta-articulaire
Ablation sous-périostée de la rotule. Guérison avec bon résultat fonctionnel

Un jeune homme de 20 ans entre en mars 1905 dans le service de M. le professeur Forgue, au n° 34 de la salle Delpech, pour une tuméfaction douloureuse du genou droit, avec impotence fonctionnelle relative.

Rien de particulièrement intéressant à noter dans ses antécédents héréditaires ou personnels.

Il fait remonter le début de son affection à quatre mois. Après quelques jours de douleurs vagues dans la jointure, à l'occasion de la marche, il a vu son genou augmenter de volume assez rapidement. Peu de douleurs spontanées au début. Depuis quinze jours environ, il souffre davantage, et la marche n'est pas possible sans béquilles.

Son état général paraît avoir décliné quelque peu. Il accuse quelques sueurs nocturnes, et il a maigri sensiblement. Cependant, il ne tousse pas, et ne présente pas de lésions pulmonaires.

Le genou droit est globuleux. La cuisse a, dans son ensemble, l'aspect cylindrique ; elle est considérablement amaigrie ; le droit antérieur et le vaste externe sont complètement atrophiés et ont disparu. Les adducteurs sont légèrement contracturés.

Sur la face antéro-externe du genou, la peau est rouge, chaude. La palpation de cette région où la tuméfaction est la plus manifeste, donne une fluctuation nette. *La rotule est élargie* et mesure 7 centimètres dans le sens transversal, soit un centimètre de plus que la rotule du côté sain. Pas de choc rotulien.

Les mouvements spontanés et provoqués sont assez étendus et presque pas douloureux ; la flexion ne devient douloureuse qu'après 90° ; l'extension ne l'est pas du tout.

Micropolyadénopathie inguinale droite.

On pose le diagnostic de tuberculose osseuse juxta-articulaire avec gros abcès froid en avant du triceps, et probablement propagation à la synoviale.

M. le professeur Forgue opère le malade le 3 avril 1905. Anesthésie à l'appareil de Ricard. Large incision longitudinale sur la face interne de l'extrémité inférieure de la cuisse. Il sort un grande quantité de sérosité à grumeaux caséeux. La cavité de l'abcès détergée à la compresse et au naphtol camphré, on aperçoit des trajets fongueux qui conduisent en avant de la rotule et sur le bord externe de cet os, qui est dénudé. La rotule paraît être manifestement le point de départ des lésions. On en fait l'ablation sous-périostée, en respectant la continuité du tendon du triceps avec le ligament rotulien. L'examen de la rotule enlevée démontre l'existence d'un important foyer fongo-caséeux occupant sa demi-circonférence gauche.

La cavité articulaire largement ouverte, on peut apercevoir dans la jointure des fongosités occupant l'espace intercondylien. Les condyles fémoraux et le tibia, largement découverts et attentivement examinés, sont sains et absolument normaux.

Excision des fongosités. Les tissus, saupoudrés d'iodoforme, sont chauffés au chalumeau, ce qui les soumet à l'action

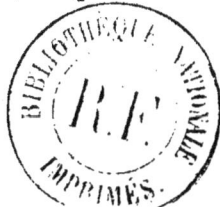

de l'iode naissant (1). Deux drains. Suture cutanée au crin de Florence. Le membre est placé dans une attelle de Bœckel.

Premier pansement au 45ᵉ jour. On enlève les fils et les drains. La cicatrisation est complète. Quelques jours après, on commence des séances prudentes de mobilisation et de massage, et le malade peut bientôt marcher avc des béquilles.

Il quitte l'hôpital le 2 juillet, ne s'appuyant plus que sur une canne. Les mouvements de l'articulation sont presque aussi étendus que ceux de l'articulation saine.

La rotule, comme tout autre os, peut être atteinte de tuberculose, qui suit la même évolution que dans tout autre point du squelette ; un peu plus de tissu compact ou aréolaire distingue seul les os, les uns des autres, et l'évolution histologique des lésions, débutant par des granulations, finit toujours par aboutir, soit à une infiltration diffuse, puriforme et opaque de Nélaton, soit à un tubercule enkysté, soit à une lésion limitée, qui amènera la formation de séquestres entourés de fongosités ; s'ils sont éliminés, ils laisseront une caverne remplie par ces dernières à un état plus ou moins avancé de leur évolution.

Nous avons toujours affaire, dans nos observations, à des lésions d'ostéite déjà avancées, qui se sont déjà propagées aux régions articulaires ou périarticulaires.

Ces lésions d'ostéite non récente se ramènent à trois types :

---

(1) Qu'on nous permette d'anticiper un peu pour souligner ce procédé de cautérisation des surfaces excisées, de notre Maître, M. le Pʳ Forgue. La flamme du chalumeau arrivant sur l'iodoforme, le décompose et les tissus malades sont ainsi soumis à une double action microbicide très puissante : l'action de la flamme et l'action de l'iode naissant.

infiltration diffuse, cavernes avec ou sans séquestres, tubercule enkysté.

Infiltration (Obs. VIII). — La rotule est dénudée de son
périoste et de son cartilage articulaire, seulement au niveau
de sa base, sur une étendue d'un centimètre carré ; le cartilage articulaire est décollé sur une longueur de 3 à 4 centimètres, seulement en cette région, et a, partout ailleurs, conservé, sur les faces externe et interne, son aspect normal ; la
synoviale s'attache normalement. Une coupe transversale
permet de voir que l'os est divisé en deux parties d'aspect dif-
férent : un îlot central, gris-clair uniforme, sans trace de vascularisation, entouré d'une zone de couleur rosée, mince en
avant sous le périoste et encadrant le tissu pathologique sur
toute son étendue, sauf au niveau de la partie supérieure du
bord externe, au niveau de la base de la rotule. L'infiltration
grise compacte a envahi les trois-quarts de l'os, mais le travail de séquestration n'a pas eu le temps de se faire, le tissu
malade est resté en continuité avec le tissu sain, il a conservé
une dureté sensible au scalpel et n'est pas raréfié.

Obs. I. — Ici, l'évolution est plus avancée. La face antérieure de la rotule est dénudée, la lésion se prolonge sur le
bord interne et même sur la face postérieure.

On enleva à la curette et à la gouge les portions cariées,
présentant une consistance amoindrie et un aspect blanc laiteux, indice d'une infiltration tuberculeuse diffuse de la
rotule ; on enleva ainsi, peu à peu, la presque totalité de
l'os.

Cavernes tuberculeuses. 14 observations de cette lésion
nous la montrent à ses différents stades d'évolution. Dans
une première phase, l'ostéite est devenue à peine raréfiante.
Un point dénudé (obs. II), des dimensions d'une noisette,

est constitué par un noyau encore dense au moment d'une première intervention et ne se laisse pas facilement effriter ; puis, non curetté à cette époque, ce foyer est devenu ultérieurement plus mou, il est enlevé facilement à la curette, laissant une petite cupule ayant la forme d'un gland de chêne.

L'ostéite raréfiante faisant des progrès, le tissu malade se ramollit. Sur la moitié externe de la face antérieure de la rotule (obs. XI, rotule droite) existe, sur un demi-centimètre carré, une surface dénudée, correspondant avec une lésion intra-rotulienne se dirigeant horizontalement vers le bord interne de l'os et présentant 3 centimètres de longueur, ayant 1 centimètre d'épaisseur au niveau de l'ulcération, 2 ½ à la portion médiane et 5 millimètres seulement en dedans. Elle apparaît nettement grisâtre à la coupe, tranchant sur le tissu sain rosé. Le bistouri s'enfonce facilement dans toute sa profondeur, les trabécules raréfiées étaient remplacées par du tissu fongueux. Il en est de même dans l'observation XX, où l'os était tellement ramolli qu'un stylet passait dans le genou en traversant la rotule.

L'ostéite, continuant son évolution, un séquestre se forme, se détache des portions vivantes, et vient baigner au milieu des fongosités (observat. IX). Un petit pertuis est ouvert sur la face antérieure et dans la portion médiane de la rotule, un autre siège au même niveau sur la face articulaire, ayant détruit le cartilage, et une coupe montre que ces deux trajets communiquent avec une cavité de la grosseur d'un pois, contenant, au milieu de fongosités, un petit séquestre mobile.

Le séquestre s'élimine, laissant une caverne remplie de fongosités, ou bien ces dernières désagrègent peu à peu le séquestre, l'envahissent et le tout subit la dégénérescence caséeuse. On voit alors (observat. IV, XVIII, V) des cavités plus ou moins grandes remplies d'une matière ramollie, caséeuse. Les matières dégénérées sont éliminées elles-mêmes, il ne reste plus que quelques végétations moins avan-cées dans leur évolution, qui tapissent la cavité qui s'est for-mée. Enfin, l'os peut disparaître presque complètement. Dans l'observation XIX, il ne restait plus qu'un quart de la por-tion cartilagineuse.

Tubercule enkysté. — Chez une malade opérée par le pro-fesseur Ollier (observat. VII), pour une ostéo-arthrite tuber-culeuse, la rotule enlevée présentait la lésion suivante. Sur une coupe, apparaissait une belle masse de mastic caséeux, enkystée, ou plutôt non diffuse. Il n'y avait pas, à proprement parler, de coque compacte limitante. C'était une matière demi-liquide, contenant une quantité de petits débris trabé-culaires, qu'on sentait en la pressant entre les doigts. Elle était de coloration analogue à du vieux pus légèrement ver-dâtre. Il est évident que ce tubercule central avait évolué simultanément avec les lésions articulaires, mais pour son propre compte, puisque aucune communication n'existait entre lui et les lésions de l'articulation.

Comme nous avons pu le remarquer, l'ouverture du foyer tuberculeux est rare, sur la portion médiane même de la face antérieure de la rotule. Cette particularité est due, sans doute, à la plus grande épaisseur de la lame compacte osseuse de l'os à ce niveau, et à l'obstacle que viennent y ajouter les fibres superficielles du tendon rotulien. Le plus souvent la trépanation vient se produire, soit sur la face antérieure, près de sa périphérie (obs. XVIII, face antérieure ; II, face antérieure, près de la base et du côté externe), soit sur ses bords (obs. V, bord interne ; X, bord externe, près de la base), soit à la fois sur la face antérieure, un bord et la face postérieure (obs. I, face antérieure, bord interne, face postérieure ; obs. XI, face antérieure, bord externe, face postérieure). La base est rarement atteinte et les lésions siègent sur ses parties latérales. Quelquefois le foyer s'ouvre seulement sur la face articulaire (obs. XIII, VI).

ETUDE CLINIQUE

Le début est généralement marqué par de *la douleur*. Les caractères de cette douleur sont particuliers : le plus souvent, le malade se plaint d'une douleur spontanée, vive, siégeant sur un point limité de la rotule et qu'une pression, même légère, rend intolérable, le reste de l'os n'étant nullement sensible. C'est ainsi que la malade de l'observation X, âgée de 16 ans, signalait, quand on l'examinait, un point spécialement douloureux situé sur la face antérieure de la rotule, près de son angle supéro-externe. Ce point douloureux lui était bien connu ; la douleur y était spontanée et la pression limitée la rendait insupportable, alors que le reste de la rotule était insensible.

Ce point douloureux peut ne pas être unique. Chez la malade de l'observation II, on en trouvait deux : l'un siégeant sur le bord externe de la rotule, à l'union du 1/3 supérieur avec les 2/3 inférieurs ; l'autre sur le bord interne, près de la pointe. A ces zones sensibles correspondaient des foyers d'ostéite sous-jacents. Parfois la douleur prend un caractère intermittent : elle survient par accès (obs. II), ou bien devient continue et trouble le repos du malade, même la nuit (obs. VIII et XX).

Un peu plus tard, à la douleur locale, nette et limitée, qui appartient à la symptomatologie propre de la tuberculose rotulienne, viendra s'ajouter une douleur fonctionnelle, causée par l'arthrite consécutive à l'ostéite rotulienne. Cette douleur fonctionnelle survient à une époque où l'infection bacillaire a fait dans l'os qui nous occupe assez de dégâts pour que la synoviale présente, à son tour, des altérations de même nature.

La *gêne fonctionnelle,* tant que la lésion demeure localisée dans la rotule, peut rester insignifiante. Nous avons vu dans une de nos observations qu'une malade avait gardé pendant quelques années, sans gêne appréciable, un point central d'ostéite tuberculeuse dans sa rotule. On comprend que plus la lésion tendra à devenir superficielle, surtout du côté de la cavité articulaire, plus la gêne fonctionnelle sera prononcée.

A l'*inspection*, on trouve, par comparaison de la rotule malade avec la rotule saine, des modifications dans le volume total de l'os. L'accroissement est un indice précieux pour dépister une ostéite primitive au début, surtout dans le cas où le foyer tuberculeux s'ouvre dans le genou par la face postérieure, sans altérer aucunement la face sous-cutanée. L'augmentation de l'os porte surtout sur son diamètre transversal (observat. IX et V).

A la *palpation*, on trouve, au niveau du point où l'os est douloureux, une petite altération de forme de la surface. On sent, en promenant le doigt sur le plan osseux, un bourrelet hypérostosique circulaire, en forme de chaton, dont l'aire est déprimée ou occupée par une petite masse fongueuse (obs. X).

La mobilité réelle de la rotule persiste longtemps : elle ne disparaît que sous l'effet de la contracture des muscles qui immobilisent l'articulation, sous l'influence de la douleur.

A la fin de la période de début, on voit généralement apparaître un signe commun à toutes les tuberculoses osseuses : *l'abcès.* L'apparition de cet abcès est précédée des signes classiques : gonflement des parties malades, tuméfaction d'abord dure de la peau, puis rougeur, et enfin, fluctuation. Le siège de l'abcès est variable.

Tantôt la collection purulente peut être située exactement au devant de la rotule (observat. V, II et XIX), et donner l'illusion d'un épanchement dans la bourse séreuse prérotulienne (observat. II et XVIII) ; tantôt l'abcès n'empiète que sur une partie de la face antérieure et s'étend soit à droite, soit à gauche de la ligne médiane, soit au-dessus de la rotule (observat. VIII et VI). D'autres fois, l'abcès encadre la rotule, mais sans que sa limite supérieure remonte jusqu'au sommet du cul-de-sac sous-tricipital (observat. V). Tous ces abcès sont des manifestations directes de lésions siégeant sur la face antérieure de la rotule ou sur un point de sa circonférence. L'ouverture de la lésion rotulienne à travers le cartilage diarthrodial, en donnant à l'abcès une issue intra-articulaire, lui enlève son importance au point de vue du diagnostic. Il est peu probable que l'on soit amené à songer à une tuberculose rotulienne quand on reconnaît l'existence de fongosités dans le creux poplité (observat. XIII).

L'abcès rotulien, abandonné à lui-même, ne tarde pas à s'ouvrir. La tuméfaction, d'abord rénitente, devient fluctuante : la peau rougit, devient violacée ; une ouverture se produit qui donne issue à un pus plus ou moins grumeleux et *la fistule* se trouve constituée. Son orifice en boutonnière, ses bords violacés, décollés, soulevés par des bourgeons fongueux, permettent de soupçonner la nature tuberculeuse de la lésion qui lui a donné naissance. L'exploration permet de se rendre compte de la forme, du siège et de la gravité de la lésion et d'arrêter sur le champ l'intervention à faire.

Le chirurgien peut avoir quelquefois affaire à un malade ayant déjà subi une intervention ; mais souvent la parcimonie de cette intervention n'aura arrêté que pour un temps l'évolution de l'affection et les traces qu'elle laissera, sous forme de cicatrice, faciliteront d'autant le diagnostic à établir (observat. IX et VI), ou l'évolution à reconstituer (observat. XII).

Complications. — Ces quelques signes que nous venons de décrire : douleur locale, dépression osseuse, augmentation du volume de l'os, abcès et bourrelet, cicatrice adhérente, constituent la symptomatologie propre de la tuberculose rotulienne. *L'arthrite secondaire du genou est une complication presque inévitable.* Ce retentissement de la lésion rotulienne sur l'articulation du genou peut se constater à des degrés de gravité différents (obs. XIII, IX, VIII, X, XI, V, XXI, VI, I et VII). L'apparition de l'arthrite suit de près le début de la tuberculose rotulienne. La gravité dépend du siège du foyer tuberculeux et de son étendue. Cependant elle ne présente jamais la gravité d'une tumeur blanche à point de départ fémoral ou tibial : c'est que l'absence de déformation grave des surfaces articulaires est la règle. Le plus souvent il s'agit moins d'une arthrite que d'une synovite. Cependant l'étude de cette complication articulaire est importante, car c'est elle qui donne à la tuberculose rotulienne une gravité qu'elle n'aurait pas sans cela. C'est d'elle que souffrent les malades et c'est elle qu'il importe de guérir.

Cette synovite s'est manifestée deux fois sous forme d'*hydarthrose tuberculeuse avec épaississement de la synoviale.* Dans le premier cas (observat. X), l'épanchement était peu abondant, l'impotence fonctionnelle incomplète ; c'était une arthrite secondaire à son début ; le foyer rotulien, peu étendu, ne communiquait pas avec l'articulation. Dans le deuxième cas l'hydarthrose datait de plusieurs mois ; la malade présentait des traces d'ostéite rotulienne ancienne (observat. IX) ; la synoviale était très sensiblement épaissie. Le repos et la compression ne furent d'aucune efficacité : l'intervention fit découvrir une communication entre le foyer tuberculeux et la jointure.

Une forme plus fréquente que l'hydarthrose, est *l'envahissement de la synoviale par les fongosités*. Celles-ci sont si abondantes dans certains cas (observat. XIII), que le creux poplité peut en être rempli, auquel cas le diagnostic de l'origine rotulienne de l'arthrite est difficile. Le plus souvent, c'est dans le cul-de-sac sous-tricipital qu'on trouve la sensation d'empâtement caractéristique des masses fongueuses (observat. VIII).

En général, l'arthrite cède, une fois la lésion rotulienne disparue, soit spontanément, soit par un acte opératoire. C'est ce que presque toutes nos observations prouvent, et cela n'a rien qui puisse surprendre, étant donnée l'intégrité presque absolue des surfaces articulaires.

Les différents signes dont se compose la tuberculose rotulienne ne se trouvent jamais réunis au complet pour un seul cas ; un ou deux des signes mentionnés constituent quelquefois toute la symptomatologie de l'affection. Cette pénurie d'indices est habituelle au cas où le foyer rotulien n'altère en rien la face antérieure de l'os et s'ouvre une issue à travers le cartilage diarthrodial (Obs. XI).

Les *symptômes généraux* ne prendront une réelle importance que lorsque surviendront ces complications. Ils resteront peu accusés tant que la tuberculose se limitera à la rotule, à moins que cette localisation rotulienne ne vienne après une autre localisation du bacille de Koch.

DIAGNOSTIC. — 1° *Au début.* — Si les signes que nous avons énumérés se trouvaient réunis pour un même cas, ou si l'on assistait à leur apparition successive, le diagnostic de la tuberculose rotulienne ne présenterait pas de difficultés. Mais, le plus souvent, dans la pratique, on a affaire à un malade chez qui l'on ne constate qu'un ou deux symptômes seulement ; dans ce cas, il faut faire l'analyse minutieuse des caractères de ce symptôme. Exemple : un malade accuse un point douloureux dans la région rotulienne : on en cherchera soigneusement la localisation, les limites, l'acuité. On verra s'il ne répond pas à une altération de forme de la surface rotulienne. Au siège de ce point douloureux, on cherchera le gonflement qui accompagne la tuberculose primitive ; on soupçonnera une cause d'origine osseuse à cette douleur si le gonflement est limité, peu étendu, persistant.

2° *Un abcès* est constaté dans la région de la rotule : il faudra se rendre compte de sa situation sous-cutanée ou sous-aponévrotique, de ses limites, de ses rapports avec la rotule. Un abcès prérotulien recouvrant exactement la rotule, peut en imposer pour un hygroma de la bourse séreuse prérotulienne ; l'erreur a été faite deux fois, dans les observations II et XVIII ; aussi, pour l'éviter, devra-t-on, au cas où l'idée que l'on a affaire à un hygroma se présentera à l'esprit, rechercher les caractères propres à cette affection : mobilité de la tumeur, absence de point douloureux précis et limité sur la rotule, rareté de cette affection chez l'enfant. Un abcès qui n'est prérotulien que par une partie de son étendue, doit également faire songer à l'origine patellaire de la collection, surtout si la portion de sa circonférence qui recouvre la face antérieure de la rotule présente un bourrelet dur, comme chez l'enfant de l'observation VIII.

3° *Les fistules*, suites d'abcès siégeant au-devant de la rotule, comme dans le cas de l'observation V, peuvent, par leur exploration, amener sans difficulté la découverte du point d'ostéite situé sur la face antérieure de la rotule ou, plus souvent, sur la circonférence de l'os. Mais si l'ouverture de l'abcès se fait à distance, loin du foyer primitif rotulien et mê-

me de la rotule, l'exploration est moins aisée. Elle peut donner, si le stylet butte sur un os voisin de la rotule, la convic-
tion que l'arthrite est d'origine épiphysaire.

Si le malade a déjà subi une intervention, ou si des abcès
se sont ouverts spontanément, on pourra remarquer des cicatrices adhérentes à l'os, qui faciliteront singulièrement la
reconstitution des phénomènes pathologiques et mettront sur
la trace de l'origine rotulienne. — La présence d'une altération
dans la forme de la face antérieure de la rotule, sous-jacente
au point douloureux à la pression, est un excellent signe pour
affirmer l'origine primitive de la lésion (Obs. X.)

Le diagnostic de la tuberculose primitive de la rotule devient difficile et même impossible à poser dans les formes par-
ticulières où l'ouverture du foyer se fait à travers le cartilage
diarthrodial. Il survient alors des symptômes d'arthrite fongueuse grave que l'on est plutôt tenté de rapporter à une altération épiphysaire ; tel le cas de la malade de l'observation
XIII. Quand les symptômes rotuliens font défaut, quand la
rotule n'est pas altérée dans un point accessible à une exploration directe, le diagnostic de la tuberculose primitive de la
rotule est impossible à faire.

L'état général du sujet, ses antécédents héréditaires, l'éclo-
sion de quelque autre foyer tuberculeux ganglionnaire ou
viscéral, pourraient toujours plaider en faveur de l'origine
bacillaire, contrôlée bactériologiquement et microscopique-
ment dans le pus du petit malade qui fait l'objet de l'observation IV.

On évitera de confondre la tuberculose rotulienne primitive
avec l'*ostéomyélite fémorale ou tibiale*, bien que les deux affections soient propres à l'enfance. Dans le doute, on s'aidera
des commémoratifs, on se renseignera sur le mode de début
de l'affection, sur sa marche, etc... L'examen du pus tran-
chera la question.

.L'*ostéite syphilitique tertiaire* est excessivement rare chez
l'enfant, et s'accompagne d'autres manifestations chez l'adulte. Citons, comme signes distinctifs : l'augmentation de volume de l'os, les exostoses périostiques qui se produisent à sa
surface et les ulcérations gommeuses qui surviennent parfois.

Au contraire de la syphilis, qui n'a jamais été observée localisée à la rotule chez l'enfant, l'*ostéosarcome*, dont le maximum de fréquence est entre dix et trente ans, a été men-
tionné. On le distinguera d'une ostéite tuberculeuse de la rotule par sa dureté, le siège précis du gonflement, l'absence
de douleurs dans les mouvements provoqués, par une crépi-
tation spéciale à la palpation, par le début lent et indolore.

PRONOSTIC

Ce qui le domine, c'est la localisation de la lésion dans la rotule ou son extension aux parties voisines.

On conçoit aisément qu'il varie de gravité suivant que l'articulation du genou est intacte, légèrement atteinte ou gravement envahie.

Si la lésion se limite à la rotule, — sauf les réserves qu'il y a toujours à faire pour l'avenir vital d'un tuberculeux — le pronostic est bénin. Un curettage du nid tuberculeux arrêtera l'extension du mal et la récidive est peu probable.

Quand l'articulation est légèrement atteinte, il faudra plus de soins pour enrayer la maladie, un séjour au lit plus prolongé pour calmer la douleur : il arrivera que le traitement dirigé contre la lésion sera insuffisant pour faire disparaître toute trace d'arthrite ; celle-ci persistera et donnera des inquiétudes pour la restauration des fonctions du membre. Cependant, avec beaucoup de soins et de patience, le malade peut guérir sans trace de sa lésion (Obs. X) ; le pronostic, ici encore, est assez favorable.

Mais qu'une arthrite fongueuse grave complique depuis quelque temps déjà la lésion rotulienne, et le pronostic exigera les plus grandes réserves. Ces réserves portent sur l'intégrité des fonctions du membre et sur la position de la jambe. Cependant, les dégâts n'atteignent jamais le degré auquel ils arrivent dans les arthrites fongueuses d'origine épiphysaire. Aussi la mauvaise position est-elle exceptionnelle et l'ankylose ne se produit jamais. Le retour des fonctions du membre est lent, exige des mois et n'atteint parfois jamais l'amplitude des mouvements du membre sain, surtout si la rotule néoformée contracte des adhérences avec les condyles. C'est là un point de la guérison important, et lorsqu'on constate la reproduction de la rotule, il faut s'assurer, en premier lieu, de sa mobilité. De sa mobilité ou de sa fixité dépendra un pronostic favorable ou non pour le retour des mouvements actifs.

En nous résumant, nous dirons que la tuberculose rotulienne est bénigne tant qu'elle reste localisée à l'os en question ; elle est plus grave quand la jointure est prise, sans cependant atteindre la gravité d'une tumeur blanche d'origine épiphysaire. *On comprend l'importance qu'il y a, pour la réussite de l'intervention, à faire un diagnostic précoce, — lorsque la lésion est encore limitée à la rotule.*

Il est certain que l'état général du sujet, d'autres manifestations tuberculeuses, la marche plus ou moins aiguë de l'affection, modifieront, en bien ou en mal, un pronostic primitivement favorable.

TRAITEMENT

Il n'y a qu'un seul traitement de la tuberculose primitive de la rotule : *l'intervention chirurgicale qui détruira le foyer même, cause première de l'affection.* Car, il ne faut guère compter sur la guérison spontanée, puisqu'une seule fois sur dix-huit la lésion rotulienne se cicatrisa sans intervention ; encore le résultat n'eut-il qu'une importance fort relative (Obs. XII), puisqu'il se développa une arthrite fongueuse qui nécessita la résection du genou.

Nous envisagerons deux cas : 1° la lésion est totalement extra-articulaire ; 2° elle s'est propagée à l'articulation.

1° *Lésion extra-articulaire. Interventions sur la rotule seule.* Lorsqu'il s'agit d'une *tuberculose rotulienne primitive due à un foyer tuberculeux superficiel et bien limité, sans réaction aucune sur l'articulation,* on s'en tient à une intervention parcimonieuse, économique, en un mot, *au curettage du foyer tuberculeux, à un évidement partiel de la rotule,* s'étendant jusqu'au delà de la zone suspecte.

Si, au cours de cette opération, on découvre au fond de la caverne qu'on vient de curetter soigneusement, une communication évidente avec la cavité intra-articulaire que l'intégrité du genou n'avait pas fait prévoir, rien n'empêchera le chirurgien d'intervenir plus largement et de procéder à une ablation de la rotule accompagnée de synovectomie.

L'apparition d'un *léger degré d'arthrite,* — hydarthrose peu

3

abondante, faible douleur fonctionnelle du genou, — ne doit pas être considérée comme une indication d'arthrotomie. Il faut compter sur la rétrocession des phénomènes pathologiques articulaires une fois la cause de leur existence disparue, une fois le foyer rotulien détruit.

C'est dans des conditions pareilles que se présenta une malade à M. Ménard, et ce chirurgien obtint une prompte guérison, bien qu'il ne fît qu'agir sur la lésion causale de l'arthrite (Obs. X).

MM. Rochet et Levrat traitèrent chacun un cas de tuberculose rotulienne (Obs. II et XVIII) par l'évidement, mais ils n'avaient pas à craindre l'arthrite, comme M. Ménard pour la malade de l'observation X. Leurs malades ne présentaient aucune complication du côté de la synoviale. Dans les deux cas, le foyer tuberculeux siégeait sur la face antérieure de la rotule et avait donné naissance à un abcès prérotulien, qui avait été pris pour un hygroma suppuré. L'intervention fut d'abord conduite comme pour un hygroma et ce ne fut qu'après l'incision de la peau et le grattage de l'abcès qu'on s'aperçut de l'existence d'une altération osseuse.

Au lieu d'un foyer peu profond et bien limité, *la rotule peut être le siège d'une infiltration diffuse* s'étendant jusqu'au cartilage articulaire, et sans cependant que la cavité articulaire paraisse atteinte par l'infection bacillaire (Obs. XI, rotule droite). Dans ce cas, le chirurgien ne pouvant guère distinguer le tissu sain du tissu infiltré, l'ablation totale de la rotule s'impose.

2° *Lésions extra et intra-articulaires. Interventions sur la rotule accompagnées d'arthrotomie.* — Lorsque la lésion rotulienne primitive, circonscrite ou diffuse, date déjà de plusieurs mois, qu'elle a retenti sur l'articulation du genou et que la synoviale est envahie par des fongosités, comment doit-on se comporter ?

Dans ce cas-là, l'intervention à laquelle ont recours la plus grande partie des chirurgiens, consiste à *enlever la rotule en totalité par une méthode sous-périostée, suivie d'un curettage de la synoviale.*

Il est une opération que l'on réserve généralement à des cas fort spéciaux : la résection du genou. D'abord, cette opération offre de grands inconvénients chez l'enfant : c'est d'abord — dans le cas de résection extra-épiphysaire — le raccourcissement énorme dont le membre réséqué est frappé quand l'enfant atteint l'âge de 15 ans ; c'est ensuite, — si l'on choisit, pour éviter le raccourcissement, la résection intra-épiphysaire, — la fréquence des déformations secondaires, la pseudarthrose, etc. En second lieu, si nous observons les faits, nous constatons qu'une seule fois (XXI), dans toutes nos observations, les surfaces articulaires tibiale et fémorale semblaient altérées. Il n'est donc pas nécessaire de réséquer une portion des surfaces articulaires, opération qui comprometttrait fort les fonctions du membre.

L'ablation de la rotule avec synovectomie est donc l'intervention à laquelle on aura recours dans les ostéo-arthrites fongueuses d'origine rotulienne. .

En nous résumant, nous dirons donc que cette ablation de la rotule se fera :

Dans le cas d'une perforation antéro-postérieure de cet os ;
Dans le cas d'une infiltration large de son tissu ;
Dans le cas d'arthrite consécutive.

Procédé opératoire. — Cette ablation de la rotule doit être faite avec soin et nous ne croyons pouvoir mieux faire, pour en exposer le manuel opératoire, que d'emprunter les lignes suivantes à la communication que M. Ménard fit, en octobre 1896, au Congrès de chirurgie, sur la tuberculose rotulienne primitive.

« L'ablation de la rotule est faite suivant deux procédés différents, suivant l'âge du malade, suivant que le noyau osseux de la rotule reste encore enveloppé de toutes parts dans une atmosphère cartilagineuse, ou que l'ossification a gagné la face profonde du périoste, ce qui n'arrive qu'après la douzième année.

» Chez les adultes et chez les enfants, après douze ans, la rotule est enlevée suivant un procédé inspiré par la méthode sous-périostée. Le genou étant ouvert largement, la rotule renversée en haut, de manière à faire regarder la face articulaire en avant, on incise la synoviale et le périoste au ras de leur attache rotulienne, puis on détache le périoste et le tendon avec la rugine, en entamant superficiellement la surface osseuse. En opérant ainsi, on conserve la continuité du ligament rotulien avec le tendon du triceps par l'intermédiaire des faisceaux tendineux pré-rotuliens ; on conserve aussi le périoste.

» Chez les jeunes enfants, dont la rotule est encore cartilagineuse au-dessous du périoste, le procédé opératoire est avantageusement modifié. Il n'est plus question de détacher le périoste. On attaque l'os par sa face articulaire avec la curette, on enlève le tissu osseux intégralement, jusqu'à ce que le cartilage de la face antérieure soit mis à nu. Comme ce cartilage, ainsi évidé, offre la forme d'une coquille concave en arrière, on abrase ses bords avec le bistouri, afin d'obtenir une surface à peu près plane, au lieu d'une surface creuse. La couche cartilagineuse ainsi conservée, plus ou moins épaisse selon l'âge de l'opéré, procure un double avantage. Sa présence rend plus solide, plus parfaite l'union du ligament rotulien avec le tendon tricipital. De plus, comme elle est destinée physiologiquement à s'ossifier dans la suite, elle assure la reproduction de la rotule, ainsi qu'Ollier l'a fait observer. On verra, du reste, que la rotule peut se reproduire

sans conservation du cartilage même dans l'affection tuberculeuse.

» Après l'ablation de la rotule sous-périostée, on complète
l'acte opératoire par un curettage minutieux de la synoviale
dans toutes ses parties malades ou suspectes. »

Tel est le procédé. L'auteur ne procède à l'ablation de la
rotule qu'une fois « le genou étant ouvert largement », et il
« complète cet acte opératoire par un curettage minutieux de
la synoviale dans toutes ses parties malades ou suspectes ».
C'est qu'en effet, nous savons que l'intégrité presque absolue
des surfaces articulaires du fémur et du tibia ne s'étend pas
à la synoviale, qui est envahie presque constamment. Aussi,
faut-il donner une grande importance à la synovectomie.

Pour la bien faire, il faut ouvrir le genou par une incision
en fer à cheval, passant par le milieu du tendon rotulien et
couper les ligaments latéraux et même croisés (Ollier). Ce curettage doit porter sur tous les points de la synoviale, mais
surtout sur les culs-dè-sac et replis situés derrière les condyles et sur le cul-de-sac sous-tricipital qui est le lieu de prédilection pour le dépôt des fongosités (Obs. VIII).

Résultats thérapeutiques. — Les malades chez qui l'arthrite a été nulle ou seulement légère et à qui on n'a fait
qu'un curettage du foyer tuberculeux, ont guéri de leur affection presque sans trace pour la plupart. La suppression du
foyer primitif a suffi pour éteindre l'arthrite naissante quand
elle existait. Ainsi la malade de l'observation X. Ainsi les
malades de Rochet et Levrat (Obs. II et XVIII). Les résultats furent excellents. Les malades retrouvèrent l'intégrité
absolue ou à peu près des mouvements du genou.

Les résultats obtenus chez les enfants à la suite de l'ablation totale de la **rotule** et de la synovectomie faites d'après le
procédé indiqué, sont satisfaisants, aussi bien au point de vue

de la reproduction de la rotule que du rétablissement des fonctions du membre.

François, qui a étudié complètement la question de la réparation osseuse de la rotule, au point de vue histologique, a démontré que, lorsqu'on avait soin de laisser en place le périoste, il se formait toujours un noyau, soit osseux, soit cartilagineux, généralement de dimensions un peu plus faibles que l'ancienne rotule au point de vue anatomique. Une expérience qu'il tenta sur un jeune chien, bien qu'il ait ouvert l'article par un faux mouvement, réussit complètement. Vingt jours après l'opération, une nouvelle rotule était déjà formée à la place de l'ancienne. L'intérêt de la reproduction de la rotule consiste dans le retour des fonctions du membre à un degré d'amplitude plus grand que si l'os manquait.

Dans notre observation XIII, la malade, six mois après l'opération, commence à marcher avec un silicaté. Trois mois après, elle marche avec des mouvements passifs ; la jambe est lancée en avant et oscille comme un balancier. La rotule reproduite est moins large, moins épaisse, mais aussi longue que la rotule saine. Peu de temps après, apparaissent des mouvements actifs, bien que peu étendus.

Chez la malade de l'observation IX, la rotule s'est également ment reproduite ; elle est mobile transversalement. Six mois après l'opération, la malade commence à fléchir le genou en marchant ; la marche est, du reste, solide et peu douloureuse.

Dans notre observation VIII, neuf mois après l'opération, la rotule était reproduite et les mouvements volontaires de flexion et d'extension possibles.

Ces quelques exemples, pris dans nos observations, nous semblent suffisamment concluants. Après l'exérèse de la rotule, la reproduction d'un nouveau noyau osseux est la règle, et, en outre, les fonctions du membre redeviennent bonnes relativement.

Traitement général. — Nous n'en dirons que peu de chose. Il est commun pour toutes les tuberculoses et, pour toutes, son importance est grande. La tuberculose rotulienne n'échappe pas aux indications de ce traitement. C'est un adjuvant précieux du traitement local.

Les aliments gras, l'huile de foie de morue, les toniques, seront donnés en abondance ; on leur associera les ferrugineux, le phosphate de chaux, etc., etc., en petite quantité. Enfin, on insistera pour que le malade soit placé dans des conditions climatériques favorables. Le séjour au grand air, et surtout le séjour au bord de la mer, seront vivement conseillés.

Nous ne terminerons pas ce chapitre du traitement sans parler d'une intéressante communication de M. Paul Berger (*Bulletin de l'Académie de Médecine*, 1901). Ce chirurgien fut amené à faire l'ablation d'une rotule malade chez un homme qui souffrait depuis de longues années. Il s'appliqua à réunir le tendon du triceps au ligament rotulien, en attirant à leur contact, et en comprenant, dans la même suture, les ailerons ligamenteux divisés. Cette suture fut faite par plusieurs points de catgut très fort. La réunion se fit sans incidents. Vers le quarantième jour, on a commencé le traitement par la mobilisation graduelle du genou avec massage et électrisation des masses musculaires et principalement du triceps. Grâce à ces moyens, les mouvements se rétablirent et l'opéré est arrivé à un résultat de guérison complète. Il marche, monte les escaliers, va à la chasse. L'épreuve radiographique a montré que la rotule est représentée par quelques rudiments d'ossification qui se sont produits dans la masse fibreuse qui unit le tendon au ligament rotulien.

M. Berger fait remarquer que sa suture très exactement faite du tendon rotulien au ligament du même nom, en rétablissant la continuité de l'appareil extenseur, a dû permettre la transmission à la tubérosité antérieure du tibia de la contraction du quadriceps fémoral ; il fait cependant observer aussi que, malgré cette réunion, malgré le bon résultat fonctionnel qu'il présente, le malade est encore atteint d'une atrophie musculaire assez marquée, portant sur le droit antérieur de la cuisse. Aussi, est-ce moins à la contraction de ce muscle qu'il faut rapporter, croit-il, la puissance d'extension qui permet à l'opéré de monter sans difficulté les marches d'un escalier, qu'au développement qu'ont pris, sous l'influence des massages, de la gymnastique spéciale et de l'électrisation, les parties latérales du triceps, vaste interne et vaste externe.

Comme conclusion, il insiste sur la nécessité d'un traitement précoce de ces muscles par le massage, la gymnastique et l'électricité, toutes les fois que la continuité de l'appareil rotulien aura été interrompue ; c'est en donnant tous ses soins à ce facteur essentiel que l'on pourra, dit-il, parvenir à un résultat fonctionnel satisfaisant, dans le cas où l'extirpation de la rotule devra être conseillée.

Observation Première

(Communiquée par M. le docteur Aug. Pollosson)
Ostéite primitive tuberculeuse de la rotule gauche (Chambon)

Marie-Léonie L…, entre à l'Hôtel-Dieu, salle Saint-Paul, le 15 février 1888. Cette malade a 17 ans. Son père est rhumatisant, sa mère est bien portante. Trois frères ou sœurs sont actuellement en bonne santé, mais une sœur plus âgée que la malade est morte à l'Hôtel-Dieu, le 9 avril 1888, dans cette même salle Saint-Paul.

Cause de la mort : tuberculose pulmonaire, ostéites multiples des métacarpiens et des os du pied. Elle toussait et crachait beaucoup et était arrivée à un état de cachexie extrême.

La malade qui fait le sujet de cette observation n'a eu ni rougeole, ni scarlatine, ni maux d'yeux, ni d'oreilles ; pas de ganglions cervicaux ou sous-maxillaires. Coqueluche à l'âge de 9 ans. Cette jeune fille a été réglée à 15 ans et d'une façon irrégulière. A cette époque, elle se plaignait de faiblesse, d'étourdissements, d'anémie. Elle toussait un peu et, avant d'entrer à l'Hôtel-Dieu, elle avait remarqué dans ses crachats de petits filets de sang. Elle avait un dégoût marqué pour la viande et les aliments gras. L'appétit était médiocre et cependant l'état général était assez bon.

C'est depuis le mois de septembre 1887 qu'elle souffre de son genou gauche ; les douleurs se sont installées lentement. Elle se souvient très bien de ne pas avoir reçu de coup à

cette époque. Elle n'a pas fait de chute sur le genou. La douleur éprouvée par la malade était sourde, peu aiguë. Il n'y
avait pas de grosseur sur le genou, ni de changement de coloration de la peau.

La malade attribuait ces douleurs à la diathèse rhumatis-
male dont son père était atteint. Néanmoins, elle continuait
à marcher et à faire son métier de guimpière (métier où l'on
est constamment debout). Au début, les douleurs ne se faisaient sentir que lorsque la malade fléchissait la jambe pour
monter ou descendre les escaliers ; lorsqu'elle marchait dans
la rue et que le genou était dans l'extension, elle souffrait peu
ou pas. Au lit, les douleurs devenaient lancinantes et du-
raient jusqu'au milieu de la nuit.

En novembre, les douleurs étaient diurnes et se faisaient
sentir même quand la malade marchait ou était debout (extension). Elle souffrait beaucoup la nuit ; la marche devenait
pénible, mais elle était possible encore.

Ce n'est qu'au mois de décembre que le genou commence
à enfler pour atteindre bientôt, au dire de la malade, un
volume double de ce qu'il était auparavant. La tuméfaction
était dure, la peau tendue et à peine rouge. Les mouvements
de flexion et d'extension ne causaient pas une bien grande
douleur pourvu qu'ils fussent très limités. La malade marchait encore, mais avait soin de tenir son membre dans l'extension complète comme pour éviter tout mouvement. La
saillie était surtout antérieure, envahissant toute la région
rotulienne. A la palpation, le maximum de douleur corres-
pondait à la rotule, de même que le maximum de rougeur.
La tuméfaction devint plus molle, fluctuante ; en même temps,
la peau prenait une teinte violacée.

Le 4 ou 5 janvier 1888, la malade glissa sur le verglas et
tomba sur les genoux. A partir de ce jour, les douleurs fu-

rent constantes, avec sensation de chaleur et de tension, de brûlure ; la marche était impossible.

Elle entra alors à l'Hôtel-Dieu, salle Saint-Paul, lit n° 3. La peau du genou était tendue, rouge, violacée, et énormément tuméfiée, comme une orange. On ne sentait pas d'épanchement intra-articulaire appréciable. Le lendemain de son arrivée, le 16 janvier 1888, M. le docteur Mollière, chef de service, anesthésia la malade et pratiqua une incision médiane verticale de la tuméfaction. Une notable quantité de pus s'écoula et l'on tomba sur une masse fongueuse que l'on enleva. On bourra ensuite la cavité avec de la gaze iodoformée.

Une deuxième incision très petite fut pratiquée sur le bord interne de la rotule, là où l'on avait constaté un point douloureux. Cette seconde incision ne donna pas issue à du pus et se cicatrisa rapidement. Seule l'incision de la partie médiane laissa persister une fistule dans laquelle on introduisait des crayons d'iodoforme. La jambe était placée en extension dans une attelle plâtrée. L'incision était cicatrisée et la suppuration à peu près tarie lorsque nous l'examinons. le 3 août 1888. Il n'y a plus qu'un trajet conduisant sur différents points dénudés. L'état général de la malade est satisfaisant, elle souffre un peu, ne tousse pas. A l'auscultation, nous ne trouvons pas de signes suspects. L'appétit est assez bon. Au mois de septembre, cette jeune fille présentait un trajet fistuleux, entouré de fongosités, siégeant sur la face antérieure de la rotule, à peu près vers la portion moyenne de cet os et près de son bord interne. En introduisant une sonde cannelée par ce trajet, on arrive sur la face antérieure de la rotule manifestement dénudée. Sur les parties latérales du tendon rotulien, existe un certain empâtement.

L'articulation possède des mouvements complets et peu douloureux. La malade se trouvait dans cet état lorsque le docteur Aug. Pollosson, qui remplaçait M. le docteur Mollière, fit l'intervention suivante :

20 septembre 1888. — Une incision verticale de trois centimètres environ fut faite sur la face antérieure du genou au niveau de la fistule. Cette incision conduisait dans une cavité pleine de fongosités située à la face antérieure de la rotule et l'on put constater que la face antérieure de cet os était dénudée, complètement rugueuse. La dénudation se prolongeait sur le bord interne et même sur la face postérieure, aussi loin que le doigt pouvait explorer au-dedans. On procéda alors à l'ablation des fongosités qui furent enlevées, soit au moyen de la curette tranchante, soit au moyen des ciseaux.

Après avoir ainsi nettoyé les fongosités qui siégeaient en avant et en dedans de la rotule, on se trouvait naturellement et sans autre incision en pleine articulation du genou. On procéda alors à l'ablation des parties osseuses malades, d'abord au moyen de la curette, puis au moyen du davier-gouge. Les parties enlevées présentaient une consistance amoindrie et un aspect blanc laiteux, indice d'une infiltration tuberculeuse de la rotule. En poursuivant ainsi peu à peu les parties malades, en les grugeant avec le davier-gouge, on enleva la presque totalité de la rotule. On laissa toutefois une petite portion du bord externe de cet os, une bandelette de un centimètre de largeur, sauf à la partie supérieure où l'on en conserva une largeur à peu près double. On s'arrêta à ce point parce que l'os présentait, à ce niveau, une consistance à peu près normale et qu'une teinte jaune d'os graisseux faisait place à la coloration blanc mat de l'infiltration tuberculeuse et que ce pont maintenait une continuité entre les insertions du triceps et le tendon rotulien et conservait ainsi une grande solidité à l'articulation.

On aperçut alors des masses fongueuses évidemment tuberculeuses qui, à la partie inférieure, se prolongeaient au-

dessous du tendon rotulien et de chaque côté de lui. Les fongosités furent enlevées avec le plus grand soin, soit avec la
curette, soit en les disséquant avec des ciseaux. Pour procéder à cette ablation, il fut nécessaire de prolonger par en
bas, l'incision verticale primitive ; on prolongea également
par en haut pour explorer l'intérieur de l'articulation et, en
particulier, le cul-de-sac sous-tricipital. On put constater
alors que les surfaces articulaires cartilagineuses étaient dans
un état d'intégrité parfaite et que, ni leur coloration, ni leur
consistance n'étaient en aucune façon modifiées.

Quant à la séreuse du cul-de-sac sous-tricipital, elle présentait un état de congestion manifeste et un épaississement
tel qu'on pouvait songer à un œdème inflammatoire de cette
membrane à la période de début de l'envahissement fongueux.
On modifia cette synoviale légèrement altérée au moyen de
cautérisations directement portées sur elle avec le couteau
de l'appareil Paquelin.

On cautérisa de la même façon la périphérie des points d'où
l'on avait détaché des fongosités. L'exploration de l'articulation était d'autant plus facile qu'après la longue incision
verticale, que l'on pouvait évaluer à 70 centimètres environ,
le fragment rotulien conservé se luxait complètement en dehors et que les surfaces articulaires étaient ainsi à jour aussi complètement que si l'on avait pratiqué l'incision en U de
la résection du genou. C'est l'intégrité absolue, ainsi consta-
tée des surfaces articulaires qui détermina le chirurgien à li-
miter là l'intervention et à ne pas faire de résection du genou.

Après un lavage soigné avec une solution de sublimé, on
réduisit sans peine la luxation en dehors du fragment rotulien qui reprit sa place normale ; il y avait toutefois une
tendance assez marquée à la reproduction de cette luxation.
Aussi, les points de suture qui furent placés pour fermer la

plaie, furent-ils passés aussi profondément que possible, en saisissant autour du fragment rotulien les tissus fibreux qui persistaient. La plaie fut fermée complètement sans drain. Une fois la suture faite, le fragment rotulien ne paraissait plus avoir de tendance à se luxer de nouveau.

On enleva la bande d'Esmarch sans qu'il se produisît aucune hémorragie. On fit un pansement antiseptique en usant d'iodoforme et de gaze iodoformée, et, par dessus le pansement, une gouttière postérieure plâtrée maintenait le membre dans l'immobilité et dans l'extension. Suites opératoires simples : 39° le soir de l'opération, 38°5 le lendemain soir, normale deux jours après. Il faut noter, toutefois, une douleur assez vive que la malade éprouva pendant l'après-midi et la première nuit qui suivit l'opération. Mais, à partir des premières vingt-quatre heures, les douleurs avaient complètement disparu, et dans les jours qui suivirent, la malade ne se plaignait de rien. La température étant normale, le premier pansement ne fut fait que le 2 octobre, douze jours après l'opération. La suture était réunie, par première intention, dans les trois-quarts supérieurs. A la partie inférieure, un point de suture ayant coupé la peau, on observe un léger écartement, large à peu près comme une pièce de 0 fr. 50, ne portant que sur la peau, les tissus profonds étant réunis. L'articulation n'est ni rouge, ni tuméfiée, ni douloureuse. En les palpant, soit sur les parties latérales du tendon rotulien, soit au niveau même du cul-de-sac sous-tricipital, on ne provoque pas de douleur. De très légers mouvements de flexion sont également supportés. On replace la jambe malade dans l'extension complète avec une nouvelle attelle.

Le deuxième pansement fut fait le 10 octobre ; quelques gouttes de pus au niveau de la petite plaie cutanée.

Le troisième pansement fut fait le 21 octobre. Depuis deux

jours, la malade souffrait un peu. On constata un léger épanchement liquide dans le cul-de-sac sous-tricipital. La formation de cet exsudat s'accompagna d'une légère élévation de température qui, pendant deux jours, monta à 38°5.

28 octobre. — On se proposait de faire une ponction pour évacuer le liquide de l'hydarthrose, quand on constata sa complète disparition. Pas de douleurs spontanées. Possibilité d'une légère flexion. Aucune douleur en appuyant fortement sur la jambe suivant l'axe du membre inférieur. Peu d'empâtement, sensibilité à la pression au niveau du tendon rotulien.

Cinquième pansement, 7 novembre. Plus d'empâtement, pas trace de fluctuation ; la plaie est cicatrisée, la température reste normale.

6 décembre. — Le mieux continue. La malade ne souffre pas. Elle marche appuyée sur deux béquilles, elle peut même marcher sans appui, la jambe étant bien maintenue par l'appareil.

OBSERVATION II

Ostéite tuberculeuse primitive de la rotule gauche ; curage du noyau tuberculeux ;
Guérison ; Conservation des mouvements du genou (Thèse de François)
(Observation due à l'obligeance de M. le docteur Rochet)

Mme X..., 46 ans, de nature neuropathique. Rien à noter dans les antécédents héréditaires. En nourrice, deux petits ganglions ont suppuré ; l'un sous le menton, l'autre au-dessous de l'oreille droite.

Réglée à 14 ans, régulièrement. Bonne santé habituelle, ne toussait pas.

De 15 à 25 ans, crises d'hystérie.

En janvier 1886, un ganglion, placé au-devant du sternum (poignée), suppura pendant un an. Pas de point osseux dénudé, pas d'adhérence de la peau avec l'os. Cicatrice irrégulière, gaufrée, d'aspect kéloïde, avec 2 ou 3 petites fistulettes borgnes. Ce ganglion guéri, un autre suppura, au niveau de l'articulation de la clavicule gauche avec l'omoplate. Ici, comme au sternum, pas d'adhérence de la peau à l'os, cicatrice irrégulière, gaufrée.

En 1878, la malade aurait eu des attaques de rhumatisme. A cette époque, elle souffrait de son genou gauche, ne pouvait ni dormir, ni supporter le poids des draps, tant la douleur était forte à certains moments.

Depuis cette époque, les douleurs n'ont fait qu'augmenter, avec des alternatives de soulagement et d'augmentation. Elles avaient le caractère de douleurs lancinantes.

En 1877 seulement, rougeur de la peau prérotulienne, léger empâtement ; augmentation des douleurs lancinantes survenant spontanément, par accès. En même temps, la tuméfaction devenait plus saillante, surtout au niveau de la rotule, vers sa partie externe.

A la palpation, point très douloureux sur le bord externe de la rotule, à l'union du 1/3 supérieur avec les 2/3 inférieurs ; un autre point douloureux existait sur le bord interne, au niveau de la pointe.

La malade vient voir le docteur Tripier, qui conseille l'opération : refus de la malade, qui consulte M. le Dr Rochet. A l'examen, la région rotulienne était alors tuméfiée, douloureuse spontanément et à la pression. On remarquait une rougeur accentuée et un œdème de la peau, surtout du côté interne. La palpation faisait reconnaître, sinon une fluctuation, du moins une sensation de rénitence très nette. Rien à la partie postérieure, ni au-dessus ou au-dessous de la rotule,

rien dans l'articulation ; toute la tuméfaction était préarti-
culaire. Les mouvements du genou étaient limités et douloureux, uniquement par gêne mécanique des tissus périarticulaires enflammés. En somme, l'impression produite était celle
d'un hygroma suppuré pur et simple de la bourse prérotulienne.

Seulement, il y avait deux points douloureux très nets à la
pression, l'un à la partie interne, tout près de sa pointe, l'autre en dehors et vers la portion médiane. Après les précautions antiseptiques d'usage et chloroformisation, on ouvre la
poche par deux incisions, l'une externe et verticale de 7 centimètres, un peu en dedans du bord externe de la rotule ;
l'autre interne de 5 centimètres, et passant tout près du bord
interne de la rotule.

Il sort du foyer la valeur de 2 cuillerées à café de liquide
séro-purulent, mais n'ayant pas l'aspect du pus de l'abcès
chaud.

Le doigt est alors promené dans la cavité, qui est très vaste,
car on décolle aisément la peau de toute la face antérieure du
genou.

A ce moment, en cherchant s'il n'y a pas de point osseux,
on sent des aspérités au niveau de la face antérieure de la
rotule, près de sa base et du côté externe. En palpant avec
plus d'attention l'os à ce niveau, on s'aperçoit qu'il y a là un
point dénudé des dimensions d'une grosse noisette, rugueux,
et qui ne se laisse pas facilement effriter avec le doigt. Comme
on n'avait pas de curette sous la main, l'intervention en resta
là. On laissa les deux plaies largement ouvertes et on fit un
pansement simple et antiseptique.

La jambe fut mise dans l'extension et l'on se réserva de
surveiller ce point osseux au deuxième pansement et d'intervenir plus efficacement. Au deuxième pansement, qui eût
lieu deux jours après, la plaie était en parfait état. La peau

4

était déjà ressoudée à la face antérieure de la rotule, dans toute son étendue, mais on sentait au doigt et l'on voyait très nettement le point osseux dénudé entre les lèvres de l'incision externe. Avec une curette, on évida facilement à ce niveau une petite cavité analogue, comme dimension et comme forme, à la capsule du gland de chêne. Les parois de cette cavité sont soigneusement explorées au stylet ; comme elles paraissent très denses, formant une coque, on pense que la lésion enkystée se limite là, et on s'arrête. On place un petit tampon de gaze iodoformée et on fait un pansement ordinaire ; le genou est mis dans l'extension.

Les bourgeons charnus envahissent peu à peu l'excavation, et une vingtaine de jours après, tout était cicatrisé. Il restait seulement quelques bourgeons fongueux dans l'incision interne et à ce niveau la peau tendait à se décoller, par le fait de fongosités sous-jacentes. Pas de point osseux dénudé, cautérisation énergique au nitrate d'argent, puis cicatrice. Actuellement on ne voit que les cicatrices des deux incisions. Sur l'incision externe, la peau adhère à l'os : elle est mobile partout ailleurs.

La rotule est un peu plus large et plus haute que du côté sain.

Différence 1 centimètre. La circonférence du genou malade a 2 centimètres de plus que du côté sain, ce qui tient uniquement à la rotule, car les condyles du fémur sont absolument semblables comme forme et dimension à ceux du côté opposé.

La malade ne souffre plus ; elle marche, plie, étend son genou. Le genou est encore raide, mais non douloureux.

Sans cette gêne, la flexion du côté malade égalerait celle du côté sain. L'état général est bon, la malade ne tousse pas, et à l'auscultation des poumons, on ne perçoit aucun signe suspect. La malade est considérée comme guérie. Le 29 novembre la guérison s'est maintenue et l'état général reste bon. Plus de douleur dans le genou.

Observation III

(Recueillie à Berck, dans le service de M. Ménard, rapportée par M. Chambon dans sa thèse)

Jac..., 12 ans et demi, garçon, décédé le 16 janvier 1897.

Autopsie : Sur 11 points différents, le squelette était frappé de tuberculose : sur la face externe du frontal, à droite de la glabelle ; l'articulation temporo-maxillaire droite qui était complètement détruite ; au milieu du sternum ; l'extrémité externe de la clavicule gauche, qui était aux trois-quarts détruite ; l'extrémité supérieure et l'extrémité inférieure des deux radius ; un métacarpien de la main droite ; le 4e de la main gauche ; le 3e cunéiforme et le calcanéum du pied droit. Enfin les ganglions inguinaux et poplités étaient pris à chaque membre, et aux deux sommets du poumon on trouva un semis de tubercules en voie de ramollissement.

Anatomie pathologique résumée de la rotule. — La jointure est intacte et les surfaces articulaires non altérées sont seulement recouvertes de pus provenant de la rotule. L'arthrite secondaire existe seulement à la période de congestion synoviale. La face antérieure de la rotule est intacte, sauf à sa moitié externe, sur une étendue d'un demi-centimètre carré. A ce niveau, la couche fibreuse prérotulienne et le périoste n'existent plus sur toute l'étendue de cette surface, l'os est à nu ; sa coloration est d'un gris clair ; sa consistance plus dure que celle du tissu osseux normal. Cette portion altérée empiète sur le bord externe de la rotule et se continue

avec la large surface malade que présente la face postérieure
de la rotule.

Ici les deux tiers de la facette articulaire externe sont pri-
vés de cartilage. Il n'en reste qu'une bandelette étroite en
son milieu, plus large à ses extrémités, ayant la forme d'un
croissant et recouvrant la partie supérieure de la facette articulaire. Les bords de cette bandelette cartilagineuse sont
décollés sur une hauteur de 3 à 4 millimètres ; ils le sont
moins sur la facette articulaire interne dont les deux tiers
supérieurs sont encore recouverts de cartilage. Toute la surface osseuse mise à nu, c'est-à-dire les 2/3 inférieurs de la
facette externe et le 1/3 supérieur de la facette interne, plus
la pointe de la rotule, présentent la même coloration grisâtre
que nous avons déjà mentionnée à propos de la surface dénudée de la face antérieure. Le tissu osseux est devenu une subs-
tance compacte homogène, qu'on devine mortifiée, car il n'y
a plus, dans toute son étendue, trace de vascularisation. A
la coupe, la presque totalité du tissu osseux est envahie, sauf
une étroite bandelette antérieure d'un millimètre d'épaisseur
et une petite surface large de 3 à 4 millimètres carrés ; au
niveau de la base, tout le tissu osseux de la rotule est envahi
par l'infiltration tuberculeuse. La coloration de ces surfaces
saines est rosée, tandis que le reste présente une couleur
gris-jaunâtre, légèrement plus foncée au centre. La consistance de la zone malade est plus grande, sans traces de stria-
tion vasculaire. La teinte un peu plus sombre de l'îlot central persiste dans les diverses coupes, jusqu'au niveau de
celles plus rapprochées du bord ; un travail de ramollissement central semblait avoir commencé.

Observation IV

Tuberculose primitive de la rotule droite ; épanchement séro-purulent
dans la bourse prérotulienne
(Th. Forget)

Alfred B..., 8 ans 1/2, est entré le 23 août 1899 à l'hôpital des Enfants-Malades, salle Villegrin, n.° 37, dans le service de M. le Dr Brun, remplacé alors par M. le Dr Morestin.

Cet enfant présente depuis 2 à 3 mois une claudication accentuée ; il est pâle, amaigri, cependant il ne tousse point. Le genou gauche semble un peu plus gros qu'à l'état normal. La palpation fait reconnaître que la synoviale est légèrement épaissie et qu'il y a une petite quantité de liquide dans l'articulation. Cependant, ce genou n'est pas douloureux.

A droite, le triceps présente une atrophie très marquée, la jambe est dans une flexion légère permanente, qui rend plus accentuée encore une saillie globuleuse située au-devant du genou. On en a constaté la présence depuis 2 mois environ. Cette tumeur est indépendante de la peau, qui a conservé sa coloration normale et sa mobilité. Elle est arrondie, nettement circonscrite, du volume d'un petit œuf, indolente à la pression, parfaitement fluctuante. Elle repose sur la face antérieure de la rotule et du ligament rotulien. Elle adhère à ce plan ostéo-fibreux et répond à la bourse prérotulienne ; elle reproduit exactement la physionomie de l'hygroma vulgaire développó dans cette bourse prérotulienne.

Le diagnostic de cette collection soulevait quelques discussions. On pouvait songer à l'hygroma simple, mais on sait combien cette lésion est rare chez l'enfant. D'autre part, aucune cause d'irritation fréquente de la bourse prérotulienne, aucun traumatisme antérieur ; en outre, l'enfant avait très probablement une lésion tuberculeuse de l'autre genou, une mine de tuberculeux ; enfin, la lésion, d'une évolution relativement rapide, s'accompagnait d'atrophie du triceps, ce qui en indiquait la gravité.

Outre que ces abcès récurrents sont très rares, on pouvait remarquer la forme globuleuse symétrique de la lésion, la netteté de ses limites, surtout inférieurement, constater qu'un large travers de doigt s'étendait entre elle et le point le plus voisin du tibia, qu'elle était située en avant du ligament rotulien, qu'il n'existait aucun point douloureux sur le tibia. Par contre, l'exploration de la rotule montrait un point douloureux très net sur la face antérieure de cet os, au niveau de la partie supérieure de la collection.

On pouvait donc admettre que cette collection qui, selon toute vraisemblance, était un abcès collecté de la bourse prérotulienne, était sous la dépendance d'une lésion de la rotule. L'articulation sous-jacente paraissait saine, la synoviale mince ne contenait point de liquide, les extrémités osseuses ne présentaient ni point douloureux, ni changement de volume.

Le 26 août, une incision verticale de 6 centimètres fut pratiquée au-devant de la tumeur ; celle-ci fut très aisément disséquée en avant et sur les parties latérales, elle était adhérente au ligament rotulien, dont elle put cependant être séparée par dissection ; mais on ne put séparer la poche de la rotule sans l'ouvrir. Il en sortit du pus séreux, contenant du sang modifié, qui s'était épanché à la suite de petites hémorragies déterminées par de légers traumatismes.

Au centre de la rotule, face antérieure, il y avait un petit pertuis fongueux, conduisant dans une petite cavité creusée dans l'épaisseur de l'os, et remplie de matière caséeuse ; cette cavité, du volume d'un pois, fut curettée et agrandie ;

le cartilage de la face postérieure de la rotule fut mis à nu ;
les bords de la petite loge furent largement abrasés et apla-
nis, puis la plaie, lavée au chlorure de zinc, fut réunie en y
laissant un petit drain.

Bien que le diagnostic parût, dès lors, absolument con-
firmé, le pus fut inoculé à un cobaye et examiné d'autre part
au microscope. L'examen bactériologique a montré qu'il
contenait des bacilles et pas d'autres microbes. D'autre part
le cobaye sacrifié au bout de trois semaines était devenu
tuberculeux.

Quant au petit malade, il est parti guéri le 9 septembre
1899.

Observation V

Tirée de la Thèse de Guillemain (1893)
Arthrite tuberculeuse du genou consécutive à une ostéite primitive tuberculeuse
de la rotule
(Due à l'obligeance de M. le docteur Coudray)

B. M..., 6 ans. Début en juin 1891, par un gonflement siégeant à la partie interne de l'articulation, accompagné de
douleur et de gêne considérable pendant la marche.

Immobilisation dans un plâtré, vésicatoires, pointes de feu.
M. Coudray voit le malade pour la première fois le 24 février
1892. La jambe est dans l'extension parfaite, le genou volumineux, la cuisse atrophiée. Le gonflement existe surtout à
la partie *antérieure* ; on sent, à ce niveau, une fluctuation
superficielle qui encadre la rotule. La collection ne remonte
pas jusqu'à la limite supérieure du cul-de-sac sous-tricipital. Il est impossible de dire si elle communique avec la

cavité articulaire. Le fémur et le tibia ne sont ni douloureux, ni augmentés de volume. La flexion du genou se fait jusqu'à l'angle droit ; quelques mouvements de latéralité ; la synoviale est épaissie. Ponction donnant issue à un pus séreux mêlé de grumeaux. Lavage et drainage, 11 à 12 piqûres de chlorure de zinc en solution à 1/10.

27 février. — Induration périphérique ; il s'écoule un peu de pus par l'orifice de l'abcès.

Comme il n'a aucune tendance à se fermer, incision verticale au devant de la rotule, le 3 mars. La poche est cloisonnée par une bride transversale adhérente à l'os. Pour donner plus de jour et permettre le grattage, une incision transversale est ajoutée à la première incision. En un point de la paroi de l'abcès est un orifice qu'oblitère un petit bouchon fongueux. Une sonde cannelée s'enfonce dans un trajet qui mène sur le bord interne de la rotule dénudée et manifestement altérée. Sur ce bord s'ouvre une caverne qui occupe le corps de l'os. Le tissu osseux qui la borde est ramolli et carié ; une fois évidée à la curette, on voit que la cavité peut contenir un gros pois.

La synoviale est envahie par des fongosités molles analogues à du frai de grenouille, qui prédominent autour de la rotule. Elles sont enlevées à la curette aussi complètement que possible. Le tibia est sain, ainsi que le fémur, du moins dans leur partie accessible, c'est-à-dire intra-articulaire.

Ainsi, dans ce cas, nous avons affaire à une *lésion initiale de la rotule* ayant amené consécutivement un abcès froid de la *bourse prérotulienne*, en même temps que des fongosités partant de la face profonde de l'os, infectaient la synoviale.

Drainage et pansement iodoformé. Suites immédiates excellentes. Le 28 avril, départ pour Clermont-Ferrand. Plus de nouvelles depuis.

Observation VI.

(Recueillie dans le service de M. le professeur Ollier)
Ostéo-arthrite du genou gauche consécutive à une ostéite primitive
de la rotule ; arthrotomie
(Th. Forget)

Benoite C..., 8 ans, entre salle Saint-Pierre (service d'Ollier), le 16 septembre 1887.

Rien du côté de l'hérédité ; un frère en bonne santé. Rougeole à 6 ans. Vers le mois de décembre 1886, la petite malade fit un séjour de 1 mois et demi à la Charité, pour un abcès de son genou gauche, abcès situé sur la face antérieure du genou, à 3 centimètres au-dessus de la rotule. On voit actuellement la cicatrice ; l'enfant ne sait pas à quelle époque remonte le début.

Actuellement, atrophie générale du membre inférieur gauche, flexion constante de la jambe sur la cuisse. Le genou est arrondi ; les dépressions de chaque côté de la rotule ont disparu. Subluxation du tibia, en arrière. L'extrémité du tibia paraît augmentée de volume. Un point douloureux à la partie externe et supérieure de cet os. Un autre point douloureux sur le condyle externe du fémur. La rotule est encore mobile. Les mouvements du genou sont abolis et douloureux. Pas de mouvements de latéralité.

17 septembre 1887. — Arthrotomie. Les lésions primitives étaient rotuliennes. La rotule, en grande partie cartilagineuse, présentait, sur sa face profonde, dans sa partie inférieure et externe une excavation profonde, à bords circulaires arrondis, de nature cartilagineuse, plus jaunâtre que le reste du cartilage, épars de 3 à 4 millimètres avec de petites échancrures limitées sur les bords.

En outre, quand, après une division verticale et antéro-
postérieure de la rotule, on a écarté les deux fragments, on
trouve un 2ᵉ foyer de fongosités, situé sur le tendon du triceps, vers la partie supérieure et médiane. Cet amas de fongosités à été le point de départ probable de l'abcès que l'on
a percé à la Charité, de même qu'il a été la cause évidente de
l'arthrite. Cet amas de fongosités, plongeait dans le noyau
osseux de la rotule. La moëlle est fongueuse et on trouve 2
ou 3 petits séquestres cartilagineux isolés. On enlève la
rotule. Les fongosités sont nettement tuberculeuses, avec
des amas de points caséeux.

Elles remplissaient l'articulation et leur recherche a nécessité la section des ligaments croisés. Le grand cul-de-sac a
été enlevé en totalité et, par les incisions de décharge, on a pu
encore enlever celles qui étaient en arrière des condyles. Les
surfaces fémorale et tibiale sont toutes encroûtées de cartilage ; mais sur les parties où, en raison du degré de flexion
du genou, les surfaces ne sont pas en rapport, les fongosités
arrivant de la périphérie forment un tapis assez épais qui a
été enlevé.

Les parties antérieures des condyles, de la trochlée, des
surfaces glénoïdes, sont aussi recouvertes par les bourgeons
fongueux.

L'arthrotomie et l'ablation de la rotule firent cesser le processus inflammatoire. La petite malade fut renvoyée chez ses
parents, la jambe en extension dans un silicaté. L'appétit et
les forces étaient revenus. La marche, quoique gênée par l'appareil, n'était pas douloureuse : l'enfant courait même. Plus
de douleur spontanée. En somme, acheminement vers une
guérison définitive, lorsque la petite malade fut emportée par
la scarlatine juste au moment où les parents se disposaient
à venir faire enlever le silicaté, à Lyon.

Observation VII

(Recueillie dans le service de M. le professeur Ollier)
(Th. Forget)

Mont... Ant..., 21 ans, salle Saint-Pierre, atteinte d'ostéo-arthrite tuberculeuse du genou droit, subit la résection
du genou, le 26 octobre 1888.

Examen de la rotule. — Du cartilage articulaire, il ne reste
plus qu'une petite plaque large comme une pièce de 50 centi-
mes, centrale, où l'on retrouve un peu l'aspect du cartilage.
Aussi est-il profondément altéré, à moitié décollé, bleuâtre
et rose par points, à bords rongés par les fongosités.

Au-dessous est une mince couche de fongosités, de points
caséeux, mais on ne découvre aucune fistule conduisant dans
l'intérieur de l'os. Sur la coupe au couteau, on trouve un os,
gras et fortement ramolli et une belle masse de mastic caséeux, enkystée, ou plutôt limitée, non diffuse.

Il n'y a pas, à proprement parler, de coque compacte limitante.

C'est une matière demi-liquide, contenant une quantité de
petits débris trabéculaires qu'on sent, en la pressant entre
les doigts, de coloration analogue à du vieux pus légèrement verdâtre. C'est un bel exemple de tubercule central,
bien qu'il soit un peu plus rapproché de la face postérieure
que de l'antérieure. Il est évident que les lésions rotuliennes
sont de deux ordres. Les postérieures sont consécutives à
l'ostéo-arthrite tuberculeuse ; le tubercule central a évolué
simultanément avec les premières, mais pour son propre
compte.

OBSERVATION VIII

Tuberculose de la rotule droite ; abcès tuberculeux au devant de la cuisse et
de la rotule ; ablation de la rotule par la méthode sous-périostée ; curettage
de la synoviale du genou ; infiltration grise des deux tiers du tissu osseux
rotulien ; guérison depuis huit mois.

(Thèse de Chambon)

R..., garçon, 11 ans, né à Triel (Seine-et-Oise), est tombé,
dit sa mère, le 4 décembre 1893, dans une excavation profonde de cinq mètres, il a continué à aller à l'école ; au bout
de huit jours, il commence à souffrir de son genou droit : il
cesse de marcher le 22 février 1896.

Le 4 mars, il vient à la consultation de M. le Dr Brun, et
le 7 du même mois est admis à l'hôpital des Enfants-Malades.
On immobilise le genou à l'aide d'un appareil plâtré et les
douleurs assez vives, surtout pendant la nuit, sont calmées.

Le père et la mère sont bien portants, ainsi qu'une sœur
âgée de vingt-trois ans, mariée et mère de deux enfants. Un
frère âgé de 21 ans, a été atteinte, il y a 2 ans, d'une pleurésie, suivie de toux, hémoptysie et est atteint d'une tuberculose assez avancée. Avant cette époque les enfants couchaient
ensemble : depuis, ils habitaient ensemble l'appartement de
la famille.

Entré à l'hôpital maritime le 16 avril 1896, l'enfant est atteint d'une arthrite fongueuse du genou. Un abcès volumineux soulève la peau déjà amincie et violacée au-devant et
au-dessus de la rotule. Cet abcès a dix centimètres de longueur, sur cinq de largeur.

Le genou est tuméfié, le cul-de-sac sous-tricipital, explora-
ble en dedans, est épaissi très notablement. Les parties
molles sous-rotuliennes sont œdémateuses, les mouvements

du genou sont limités. La forme et la situation spéciale de
l'abcès nous portent à formuler le diagnostic d'abcès tuberculeux et d'arthrite tuberculeuse du genou, l'un et l'autre
d'origine rotulienne.

L'abcès prêt à s'ouvrir à l'extérieur est traité par les ponctions, en attendant l'autorisation d'intervenir.

6 mai 1896. — Incision de l'abcès, curettage de sa cavité,
et l'exploration à la sonde conduit sur la base dénudée de
la rotule et dans l'articulation.

Incision en fer à cheval allant d'un condyle fémoral à
l'autre à concavité supérieure, section du tendon rotulien en
son milieu. La rotule relevée, on aperçoit la communication
correspondant au bord externe de la rotule, près de son
angle supérieur et externe. La rotule est enlevée en totalité
par la méthode sous-périostée. Une incision contournant la
base de l'os détache la synoviale à la limite du cartilage et
prépare la voie de la rugine. Le reste de l'ablation rotulienne
est exécuté avec la rugine en serrant de près et même en
entamant l'os avec le tranchant de l'instrument.

Les surfaces articulaires du fémur et du tibia intactes sont
respectées. La synoviale tuméfiée et fongueuse surtout dans
le cul-de-sac sous-tricipital est curettée, non seulement dans
la région manifestement malade, mais aussi sur tout le reste
de son étendue. Suture complète de la plaie inférieure articulaire sans drainage ; suture de la plaie d'incision de l'abcès,
avec drain.

La réunion est complète, les sutures sont enlevées au bout
de huit jours, le drain remplacé par un crayon d'iodoforme.

Un mois après l'opération, un léger bourgeonnement fongueux, reproduit à la place du drain est traité par une cautérisation énergique, avec le crayon de nitrate d'argent ; la
cicatrisation est obtenue définitivement à la fin de juillet.

25 septembre. — On constate, à la place de la rotule en

levée, la présence d'une masse dure, cartilagineuse, offrant :

Diamètre vertical, 20 millimètres ;
Diamètre horizontal, 20 millimètres.

Au lieu de rotule saine : 40 millimètres et 42 millimètres.

Malgré l'immobilisation stricte dans un appareil plâtré, on peut faire exécuter à la jambe des mouvements de flexion de 20°. Quelques légers mouvements volontaires de flexion sont possibles, la jambe étant dans l'extension,

Description de la pièce anatomique. — La rotule est dénudée de son périoste et de son cartilage seulement au niveau de sa base, sur une étendue d'un centimètre carré environ. En ce point le cartilage articulaire est décollé sur une longueur de trois ou quatre centimètres. Partout ailleurs l'aspect extérieur de la rotule semble normal. Le cartilage articulaire, à part le voisinage du trajet fistuleux et de la dénudation a conservé son aspect normal sur chacune de ses facettes externe et interne. La synoviale s'attachait suivant sa périphérie d'après la disposition normale.

En un mot, la rotule semble normale par sa facette articulaire.

Du côté de la face cutanée, la couche fibreuse a été détachée par la rugine avec une facilité inusitée ; la surface de l'os est jaunâtre.

On pratique une coupe verticale de l'os ; les trois quarts de la portion osseuse offrent la teinte gris clair uniforme de l'infiltration tuberculeuse : dans cette région, pas de stries rouges, par trace de vascularisation. Une bandelette de tissu osseux rosé, manifestement vivante, encadre, en avant, en haut et surtout en bas, vers la pointe de la rotule, et aussi sur le bord interne l'îlot d'infiltration. C'est cet îlot d'ailleurs qui

répond à la surface dénudée. Il est la source de l'abcès sous-
cutané et de la communication articulaire.

L'infiltration tuberculeuse grise compacte, avec absence de
vaisseaux, a envahi environ les trois quarts du tissu osseux,
mais le travail de séquestration n'a pas eu le temps de s'ef-
fectuer ; le tissu malade, quoique sphacélé, est resté en continuité avec le tissu vasculaire. La réaction du côté du cartilage articulaire n'a pas amené le décollement du cartilage,
si ce n'est au voisinage de la région dénudée : cependant l'adhérence entre l'os malade et le cartilage est manifestement diminuée. La portion grise, infiltrée de la rotule
est plus dense, plus résistante que la portion rose d'appa-
rence saine.

18 décembre 1896. — Depuis six semaines, l'enfant marche
avec des béquilles.

La rotule reproduite a la forme d'un petit noyau cartilagineux du volume d'une amande, mobile sur les condyles fémoraux et forme une légère saillie au-devant du genou. Les mouvements actifs de flexion et d'extension sont faibles ; on peut
fléchir la jambe sur la cuisse de 25°.

La marche se fait avec des béquilles, et la jambe exécute
des mouvements de balancier. Départ le 22 décembre 1896.

OBSERVATION IX

Tuberculose du la rotule droite : cavernule ouverte simultanément en avant et
en arrière de cet os ; curettage superficiel de cet os ; arthrite fongueuse du
genou ; ablation de la rotule et synovectomie ; guérison depuis treize mois ;
marche avec mouvements actifs du genou.
(Thèse de Chambon)

Fav..., fille, six ans et demi, arrive à l'hôpital maritime de
Berck, le 16 novembre 1894. Diagnostic : hydarthrose du
genou droit avec épaississement de la synoviale probablement d'origine tuberculeuse.

Une cicatrice opératoire, longue de cinq centimètres, large de deux, s'étend verticalement au-devant de la rotule et adhère solidement à cet os par toute sa longueur. En l'absence de renseignements, on suppose que cette cicatrice a été produite par un curettage d'un abcès prérotulien.

Le fémur est un peu plus long du côté malade que du côté sain, un demi-centimètre approximativement, mais la base de la rotule est située plus bas sur le membre malade et, dans son ensemble, mesuré de l'épine iliaque antéro-supérieure à la malléole interne, le membre malade est plus long que le membre sain. Donc le fémur du côté malade est légèrement allongé.

La rotule du côté malade est un peu plus large que du côté sain, l'épanchement est abondant et tendu, l'enfant est mise au repos, le genou dans une gouttière plâtrée.

Le 22 février 1895, on note que l'épanchement a diminué ; la synoviale, facile à explorer, est notablement épaissie. Après des alternatives de marche et de repos, l'hydarthrose persiste.

Opération le 13 janvier 1896.

Incision curviligne à concavité supérieure, allant du condyle interne au condyle externe et sectionnant le tendon rotulien au niveau de l'interligne articulaire. Le genou est largement exposé ; on épargne cependant les ligaments latéraux de l'articulation. Un liquide jaunâtre d'hydarthrose s'écoule. Les surfaces articulaires du fémur et du tibia paraissent saines. Sur la face postérieure de la rotule, ulcération qui laisse passer une sonde qui traverse la rotule.

La rotule est enlevée par la méthode sous-périostée. La synoviale rosée, légèrement fongueuse, est traitée par le curettage minutieux au niveau du cul-de-sac sous-tricipital, moins sévère dans les parties postérieure et inférieure incomplet derrière les condyles, la curette n'y étant pas guidée **de visu**.

Réunion complète de la plaie sans drain ; fils de suture enlevés le huitième jour. Le genou est découvert dans la suite tous les huit jours, puis tous les quinze jours. Rien d'anormal.

Le 1er mai, début de la marche avec appareil silicaté.

26 août. — Marche sans inconvénient ; mouvements passifs de flexion de 20° à 30° ; mouvements actifs peu étendus et peu vigoureux, triceps fémoral atrophié. La rotule reproduite et mobile au-devant de l'articulation présente une moindre épaisseur.

Diamètre transversal, 35 millimètres ; saine, 38.
Diamètre vertical, 40 millimètres ; saine, 42.

En marchant, l'enfant commence à fléchir son genou, d'ailleurs la marche est solide et non douloureuse, un léger gonflement persiste de chaque côté du tendon rotulien. Aucune trace d'hydarthrose.

Description de la rotule enlevée.

La configuration générale ne paraît pas altérée. Sur la face antérieure de l'os on aperçoit, au fond d'une petite dépression, un orifice qui se perd dans la profondeur ; il siège vers le centre de la face antérieure de la rotule ; le cartilage de la face postérieure présente, sur la ligne médiane, et un peu au-dessus du milieu de la hauteur, une ulcération étroite suivie d'un trajet fistuleux qui correspond avec l'orifice externe. Une coupe verticale, antéro-postérieure, montre un trajet rétréci aux deux orifices et dilaté sous forme de cavernule remplie de fongosités de la largeur de 1 centimètre environ.

3 février 1897. — L'étendue des mouvements actifs et passifs est de 45° environ.

Les dimensions de la rotule reproduite sont :

Diamètre vertical, 45 millimètres.

Diamètre horizontal, 40 millimètres.

Elle est mobile transversalement ; il persiste un peu de gonflement des parties molles de chaque côté du tendon rotulien. La jambe est en bonne position ; la claudication, des plus faibles, est due à l'excès de longueur du membre malade. L'enfant quitte l'hôpital le 9 février 1897.

OBSERVATION X

Tuberculose de la rotule droite ; évidement du foyer ; guérison ; tuberculose du coude gauche ; résection ; réunion par première intention ; guérison ; tuberculose de la branche montante du maxillaire supérieur ; guérison ; tuberculose du coude droit sans abcès ; tuberculose de la première phalange du médius gauche ; tuberculose du 3ᵐᵉ métacarpien de la main droite ; évidement ; guérison.

(Thèse de Chambon)

Cl., jeune fille, seize ans, arrive à Berck-sur-Mer (villa Normande), le 25 juin 1896, pour se faire traiter d'une tuberculose à foyers multiples siégeant sur les deux coudes, le troisième métacarpien droit, la première phalange du médius gauche, la rotule et le genou du côté droit.

L'articulation du coude est très tuméfiée. Un volumineux abcès, recouvrant la face externe et la face postérieure soulève la peau déjà amincie. Cet abcès a déjà été ponctionné une fois, on y a injecté de l'éther iodoformé. L'étendue énorme de l'abcès et sa situation superficielle ont fait penser au professeur Lannelongue qu'une intervention était urgente dans le plus bref délai.

Le troisième métacarpien de la main droite est gravement altéré. Une tuméfaction volumineuse soulève la peau de la

région dorsale et aussi la peau de la région palmaire. Sur
ce dernier point, une ouverture spontanée se produit trois
semaines après l'arrivée à Berck. Le coude droit est manifestement malade, mais à un degré moindre ; mouvements
de flexion et d'extension limités, léger épaississement des
parties latérales de l'olécrâne ; pas de douleur.

La première phalange du médius gauche est tuméfiée
depuis quelques jours seulement. Le genou droit est le siège
d'une hydarthrose d'abondance moyenne, avec épaississement de la synoviale, au niveau du cul-de-sac sous-tricipital.
La malade se plaint d'une douleur spontanée qu'elle loca-
lise d'une manière précise sur le bord externe de la rotule,
près de la base de cet os. La compression sur ce point est
douloureuse. L'exploration fait reconnaître une petite dépression logeant une partie de la pulpe du doigt et entourée
d'un léger bourrelet ; on dirait qu'un chaton a été déposé sur
ce point de la rotule. La douleur, la présence d'un bourrelet circulaire et d'une dépression à son centre localisés sur
le bord externe de la rotule fait poser le diagnostic de tuberculose primitive de la rotule et d'hydarthrose consécutive
due à la situation du foyer rotulien dans le voisinage immé-
diat de la cavité articulaire.

Antécédents. — Signes d'anémie en 1894. En mai 1895,
elle est atteinte d'une pleurésie. En juillet 1895, apparaissent
les premiers signes de l'affection du coude. Au mois de mars
1896, se montrent à peu près en même temps l'affection du
troisième métacarpien droit, le gonflement du genou droit.
La première phalange du médius gauche est prise en juillet
1896 à Berck-sur-Mer, quelque temps après la résection du
coude. Traitement médical au début, dans lequel on relève
les pilules d'iodoforme ; ponction suivie d'injection d'éther
iodoformé.

4 juillet 1896. — Résection du coude aveç grattage ;
réunion par première intention, un drain en dehors et en dedans. Six semaines après, la guérison paraît définitive, mais
la jointure est toujours immobilisée.

4 août 1896. — Curettage d'un abcès situé sur le côté gauche du nez et de la branche montante du maxillaire supérieur
gauche au-dessus des narines. La réunion par première intention est obtenue à la suite de cette opération.

17 août 1896. — Evidement du troisième métacarpien droit.
L'os est atteint de myélite sur toute sa longueur. Dans la même séance, on pratique une incision de trois centimètres au
niveau du point suspect de la rotule, après l'incision de la
peau, de la couche fibreuse prérotulienne, aponévrose et ten-
dons, on découvre un tissu manifestement altéré. Ce tissu, à
la surface même de la rotule, est friable, grisâtre, mêlé de
fongosités d'un rose pâle ; ostéite raréfiante. La curette en-
tame ce tissu avec la plus grande facilité ; après avoir creusé
de deux ou trois millimètres, l'instrument accroche par son
bord et extrait un petit fragment osseux irrégulier, étroit
transversalement, de 5 millimètres de longueur, qui se détache de la masse de la rotule en laissant au-dessous une sorte
de petite caverne. Examiné de près, ce fragment offre, à sa
surface, de petits points blancs, durs, qui sont des îlots d'infiltration tuberculeuse. Il s'agit d'un séquestre tuberculeux, encore vivant sur la plus grande partie de son épaisseur, vasculaire sur tous ses points, sauf peut-être sur les points blancs
que l'on vient de signaler. S'il est détaché, c'est qu'il était
entouré d'une zone d'ostéite raréfiante, zone de séquestration.

La curette enlève de cette cavité irrégulière des grumeaux
osseux remplis de fongosités. On creuse dans le tissu rotulien jusqu'au contact du cartilage articulaire sur une petite
étendue ; la cavité atteint un centimètre. La paroi osseuse

du foyer est formée de tous côtés de tissu osseux d'aspect sain.

Nous n'avons pas aperçu de trajet communiquant avec l'articulation. Mais le foyer tuberculeux semble être très voisin du bord de la synoviale, s'il n'est même en contact avec elle.

La plaie est fermée par trois points de suture, sans drainage.

Le pansement renouvelé le 25 août, la réunion de la plaie est parfaite, sans gonflement, sans douleur. L'hydarthrose du genou persiste.

16 septembre. — L'hydarthrose a disparu ; pas de douleur à la pression au niveau de la cicatrice, épaississement de la synoviale ; nouveau bandage ouaté compressif.

OBSERVATION XI

Tuberculose des deux rotules ; foyer dans la rotule droite, avec fistule extérieure et intégrité du genou ; foyer dans la rotule gauche, ouvert dans l'articulation, sans signe extérieur au niveau de la fistule.
(Thèse de Chambon)

Chat..., fille, 15 ans, entre à l'hôpital maritime le 15 septembre 1893, avec de nombreux foyers tuberculeux.

Après une période de repos à l'arrivée à Berck, une première intervention le 23 septembre 1894. Incision et curettage d'un abcès tuberculeux ganglionnaire de la région sous-maxillaire et ablation du calcanéum gauche.

Le 16 octobre 1894. — Deuxième intervention ; incision d'un abcès tuberculeux du sourcil droit. La surface du frontal dénudée, est rouge, anormalement vascularisée.

19 février 1895. — Résection des neuvième et dixièmes côtes tuberculeuses avec séquestre.

Curcttage d'une fistule ouverte au-devant du tibia droit, près de son extrémité supérieure, et remontant vers l'interligne du genou. Le trajet fistuleux remonte jusqu'au voisinage de la rotule : mais à cause, sans doute, de l'irrégularité du trajet, on ne découvre pas la lésion rotulienne. Le tibia n'est pas dénudé.

5 mars 1895. — Incision d'une fistule située sur la queue du sourcil gauche. Extraction de sept à huit petits séquestres logés dans une caverne du rebord orbitaire du frontal. La plaie est laissée ouverte et bourrée de gaze antiseptique.

15 mars 1895. — Mort par tuberculose méningée, après symptômes ayant duré huit jours.

Autopsie. — Méningite tuberculeuse. Le tibia droit qui, au moment de l'opération du 19 février 1895, avait paru malade au voisinage de la fistule, est sain.

Lésions rotuliennes. — Rotule droite : altérations complètement extra-articulaires. La fistule ouverte sur la face antéro-externe du genou, conduit sur la face antérieure de la rotule. Cette face est dénudée sur l'étendue d'un demi-centimètre carré environ et ulcérée à une profondeur de deux à trois millimètres.

On pratique une série de six coupes verticales et antéro-postérieures avec une scie fine à découper. Il est permis ainsi de constater que l'ulcération superficielle, située sur la moitié externe de la rotule, ne répond pas à une lésion limitée. Le foyer tuberculeux offre une étendue transversale d'au moins trois centimètres, soit environ les trois quarts de la largeur de l'os. Son étendue en hauteur varie d'un point à un autre ; un centimètre au niveau de l'ulcération, deux centimètres et demi sur le plan médian de l'os, cinq millimètres dans la partie interne. Les limites sont nettement accusées ;

sur toutes les coupes on distingue nettement une surface grisâtre tranchant sur le tissu normal, de couleur rosée. La
pointe du bistouri enfonce facilement dans la partie grisâtre,
qui répond au tissu raréfié formé de trabécules rares, séparées
par du tissu fongueux. Çà et là de petits fragments osseux
à l'état de séquestre sont mobiles dans les fongosités.

Dans son ensemble, le foyer tuberculeux représente un îlot
d'ostéite raréfiante, à disposition très irrégulière, étendu
transversalement presque d'un bord à l'autre et de bas en
haut sur la ligne médiane, sur plus de la moitié de la longueur de l'os.

Excepté au niveau de l'ulcération, il est recouvert d'une
couche de tissu osseux d'aspect normal.

La face postérieure est saine et le genou ne présente aucune lésion.

La face antérieure est d'aspect normal, non déformée, ne
présentant pas d'hyperostose. Les lésions exclusivement pro-
fondes ne sont apparues qu'au niveau de l'ulcération.

Rotule gauche. — Présente un foyer ouvert dans le genou
par une ulcération du cartilage articulaire, située sur la partie inférieure du bord externe de l'os.

Le genou est atteint de synovite fongueuse généralisée :
sur toute son étendue, la synoviale est épaissie, granuleuse,
grisâtre. La couche de fongosités molles et friables s'enlève
en partie par un léger râclage. Le tibia et le fémur sont intacts. Un foyer tuberculeux rotulien est révélé par la présence d'une ulcération avec fongosités au niveau du bord externe du cartilage articulaire de la rotule.

Les coupes montrent que le foyer s'étend transversalement
jusqu'à la portion moyenne de l'os, sous la forme d'un trajet
cylindrique à contour irrégulier.

La face antérieure de l'os est normale, de même la face

postérieure en dehors du point ulcéré. Le tissu osseux paraît sain en dehors de la lésion, quoique cependant un peu trop jaunâtre.

OBSERVATION XII

Tuberculose de la rotule droite ; réparation du foyer tuberculeux situé sur la face antérieure de l'os, près de son bord externe. Arthrite consécutive du genou, guérison. Résection du genou, guérison.

(Thèse de Chambon)

Le 31 août 1896, nous examinons une malade âgée de 33 ans, atteinte d'une arthrite tuberculeuse du genou droit dont le début remonte à l'âge de 18 ans et a été caractérisé par de la douleur pendant la marche.

Trois ans après le début, l'état du genou s'aggravant, la malade consulte le docteur Nicaise, qui ponctionne l'articulation au niveau du bord externe de la rotule, près de son sommet. Peu de temps après, un abcès est ouvert et drainé par M. Nicaise sur le même point. La cicatrisation de ce premier abcès se fait en quelques mois.

Deux ans après ce premier abcès, en survint un autre sur le bord externe de la rotule, près de l'angle supérieur. Le deuxième abcès s'ouvre de lui-même ; l'évacuation spontanée laisse une fistule qui met 6 mois à se cicatriser.

Depuis cette époque, c'est-à-dire dans ces dix dernières années, alternatives d'amélioration et d'aggravation, selon la marche ou le repos.

M. Campenon, consulté, a proposé un traitement conservateur non accepté. Sauf à l'époque des abcès, la marche n'a pas cessé. D'ailleurs, les deux abcès énoncés ont été les seules complications. Arrivée à Berck en juillet 1896, la malade marche beaucoup et l'articulation devient douloureuse ; la malade marche avec un appareil orthopédique qui empêche la flexion, mais sans béquilles, et le membre supporte le poids du corps.

Au moment de l'examen, le 31 août 1896, le genou est peu déformé. Des fongosités soulèvent le cul-de-sac sous-tricipital et aussi la région du condyle interne du fémur en dedans de la rotule.

Le genou est dans l'extension à peu près complète. Les os de la jambe et de la cuisse ont leur direction normale. Les mouvements de flexion sont très limités.

De chaque côté de la pointe de la rotule se trouvent deux cicatrices, traces des abcès traités par M. Nicaise.

Près de l'angle supéro-externe du même os, sur sa surface antérieure et non sur son bord, une autre cicatrice, large de cinq millimètres, adhère intimement par la plus grande partie de son étendue à la surface osseuse.

Une pression légère en ce point détermine une douleur vive localisée nettement.

Ce membre est de quinze millimètres plus long que le sain, et cet allongement porte exclusivement sur le fémur.

17 septembre 1896. — Résection du genou, incision en U, le pourtour de la rotule est détaché de la synoviale, la rotule enlevée par la méthode sous-périostée ; un trait de scie enlève un centimètre et demi du fémur et un centimètre du tibia ; l'articulation est curettée, suture avec drain et pansement compressif, ouaté et iodoformé.

Examen de la rotule enlevée. — La face cutanée est normale sur la moitié interne. Sur la partie externe, on trouve au niveau de la base de l'os une dépression large de plus de un centimètre, profonde de 2, 3 et 4 millimètres ; cette dépression atteint le bord même de l'os et y produit une échancrure profonde d'environ trois millimètres. Le fond est formé

alternativement de cupules et de saillies mousses ; partout
cette surface, ancienne caverne, est nettement cicatrisée. Sur
une coupe de l'os le tissu offre un aspect remarquablement
uniforme.

Le périoste était adhérent à la surface de l'os sur la partie
anciennement malade.

Le cartilage articulaire est sain sur la moitié externe, remplacé par du tissu fibreux sur la partie interne.

24 septembre 1896. — Premier pansement. Aucun inci-
dent post-opératoire n'est survenu, pas d'ascension de température. Le pansement est ouvert au niveau du genou seulement. On enlève drain et sutures. On met un crayon d'iodoforme dans le trajet du drain. Puis, sans aucun lavage, le
pansement est refait.

OBSERVATION XIII

(Recueillie à Berck, dans le service de M. le Dr Ménard)

Large caverne tuberculeuse de la rotule droite ; fistules successives ; ablation
de la rotule et arthrectomie du genou ; guérison par première intention depuis
quinze mois ; marche avec mouvements passifs.

Lep..., fille de 5 ans et demi, entre à l'hôpital maritime le
10 octobre 1894. À cette époque, le diagnostic est ainsi for-
mulé : arthrite tuberculeuse du genou droit.

3 fistulettes s'ouvrent au-devant du tendon rotulien ; on
remarque une gomme tuberculeuse sur la fesse droite.

Le 2 novembre suivant on note là persistance des fistules ;
mais, le 21 du même mois, à un nouvel examen, on constate
leur cicatrisation. À cette date, on pratique diverses mensu-
rations sur les deux membres inférieurs :

Longueur du tibia du côté droit. .   21 centim.

Longueur du tibia du côté sain. .   20 centim. 5

Longueur totale du membre, mesurée de l'épine iliaque antéro-supérieure à la malléole interne :

Du côté droit malade..............   49 centim.

Du côté gauche sain...............   47 centim.

Le fémur du côté malade est de 15 millimètres plus long que son congénère du côté sain. Cette différence est du reste accusée par la différence de niveau des deux rotules. En somme, les deux os principaux du membre malade sont allongés : le tibia légèrement ; le fémur, d'une manière plus sensible.

Les deux rotules ont sensiblement la même largeur. Un appareil plâtré est appliqué le 7 décembre 1894. Aucun accident nouveau ne se montre pendant 9 mois.

Le 28 septembre 1895 il s'est produit un abcès dans le creux poplité, en dehors de la ligne médiane, un peu au-dessous de l'interligne articulaire.

Cet abcès mixte et bacillaire — infecté par les microbes de la suppuration — en raison de l'état fistuleux antérieur est traité par des ponctions suivies d'injection de naphtol camphré le 28 septembre ; puis une deuxième fois, le 8 octobre, sans succès.

26 octobre. — Une fistule s'ouvre à l'extérieur et donne une assez grande quantité de pus. Pansement iodoformé suivi d'érythème, puis pansement salolé. Le 20 novembre 1895, la fistule qui persiste fournit une suppuration peu abondante. Le cul-de-sac sus-rotulien et le creux poplité sont remplis de fongosités.

27 novembre 1895. — Intervention opératoire. Une première incision pratiquée sur la fistule, permet d'établir son origine articulaire.

Ce point fixé, deuxième incision curviligne, à concavité
supérieure, ouvrant le genou en avant et passant sur le milieu du tendon rotulien qui est divisé. La rotule repoussée en
haut et le genou fléchi, on trouve les surfaces articulaires du
tibia et du fémur à peine altérées. La rotule offre une caverne, occupant une grande partie de la moitié externe de
l'os remplie de fongosités et s'ouvrant dans l'articulation. Le
cartilage articulaire est conservé dans sa moitié interne. On
enlève la rotule par la méthode sous-périostée, c'est-à-dire
en conservant la couche fibreuse prérotulienne.

Ensuite la surface de la synoviale est traitée dans toutes
ses parties en avant, latéralement et jusqu'en arrière des
condyles fémoraux par un curettage rigoureux. Les fongosités synoviales n'offrent, du reste, une notable épaisseur
qu'au niveau du cul-de-sac sous-tricipital, dans la région de
la caverne tuberculeuse rotulienne et dans la partie postérieure et externe, avoisinant la fistule. Les cartilages articulaires du tibia et du fémur, presque intacts à l'œil nu sont
respectés.

Réunion par des sutures au crin de Florence ; drain dans
la partie externe de la plaie opératoire antérieure.

15 décembre. — Premier pansement : enlèvement des
sutures ; un petit drain est maintenu. On l'enlève huit jours
plus tard. Aucun accident, genou maintenu immobilisé par
gouttière plâtrée.

Mai 1896. — L'enfant commence à marcher avec un
appareil silicaté protégeant le genou et s'opposant au mouvement de cette articulation.

Août 1896. — L'enfant a continué à marcher ; la guérison paraît confirmée, aucune douleur n'est reparue. Les
mouvements passifs se sont développés depuis un mois. On
peut fléchir le genou de 30° environ, mais ces mouvements
ne peuvent être exécutés sous l'influence de la volonté.

Au niveau du siège de la rotule on sent une masse dure, plus petite que la rotule du côté sain, reproduction imparfaite de l'os ; mais cette masse est fixée au fémur, on ne peut lui imprimer aucun mouvement à cause de l'absence de mouvement volontaire du genou. Jusqu'ici l'enfant a marché avec un appareil fixant le genou. Sans appareil, la jambe fait des mouvements de balancier, mais passifs. La claudication est un peu augmentée par l'excès de longueur du membre malade.

25 septembre 1896. — Rotule reproduite moins saillante que du côté sain.

Rotule reproduite : Diamètre transversal, 23 millimètres.
Diamètre vertical, 35 millimètres.
Rotule saine : Diamètre transversal, 36 millimètres.
Diamètre vertical, 35 millimètres.

Donc moindre épaisseur et largeur, longueur non changée. Le genou qui a des mouvements passifs de 30° environ, a aussi quelques mouvements actifs légers et sans force de quelques degrés. L'appareil silicaté est encore maintenu par précaution.

Description de la pièce anatomique. — Forme générale et dimensions normales. Face antérieure et circonférence normale ne trahissant en rien une altération rotulienne.

Sur la face articulaire, la partie correspondant à la facette externe de la trochlée fémorale est perforée d'un large trou, le cartilage de la facette articulaire externe est disparu sur les trois quarts, la surface osseuse correspondante de même, de sorte que la moitié externe du tissu rotulien est disparue. La caverne qui en résulte contient des fongosités grisâtres, molles, se détachant facilement.

Le fond de la caverne n'est recouvert que d'une couche

mince de tissu osseux, et la surface antérieure de la rotule est encore recouverte d'une couche cartilagineuse. Des coupes montrent le reste du tissu sain.

3 février 1897. — Rotule droite reproduite : Diamètre transversal, 25 millimètres ; diamètre vertical, 38 millimètres.

Rotule moins épaisse, de consistance cartilagineuse, du volume d'une grosse noisette, presque complètement immobilisée sur les condyles ; à peine quelques mouvements de latéralité.

Les mouvements passifs de la flexion atteignent 35°. L'extension est complète, mais avec un léger degré de genu-valgum ; distance intermalléollaire, 4 centimètres. Mouvements actifs faibles, de 15° de flexion seulement. Pendant la marche la jambe oscille. La cuisse malade, au-dessus des condyles fémoraux a 2 centimètres de moins. Malade quitte l'hôpital le 9 février 1897.

OBSERVATION XIV

(Due à l'obligeance de M. le professeur-agrégé Rochet)
(Thèse Forget)
Spina ventosa ; périostite du maxillaire inférieur ; tuberculose cutanée de la face externe du genou droit ; séquestre du maxillaire ; ostéite de la rotule.

La jeune Guignard Marie, âgée de 11 ans, est entrée à la clinique de chirurgie infantile, le 29 avril 1899.

Mère vivante, père mort d'affection inconnue, a eu personnellement la rougeole, il y a un an. N'avait aucune lésion alors.

Elle présente actuellement des lésions multiples.

1° *Spina ventosa du 1ᵉʳ métacarpien.* — On constate sur la

face dorsale de la main, près du bord radial, une petite ulcération fongueuse sur une région enflammée, de couleur
rouge violacée, de nature tuberculeuse. A la palpation, qui
est douloureuse, on sent le premier métacarpien comme
élargi et fusiforme. Avec un stylet introduit dans la fistule,
on arrive sur la partie moyenne du premier métacarpien. On
ne sent pas de séquestre proprement dit, mais on tombe,
avec la pointe du stylet, sur une portion de l'os mince et
fragile, qui se brise sous une légère poussée, et permet au
stylet de pénétrer dans l'intérieur de l'os. On réveille ainsi
une légère douleur. Le deuxième métacarpien est absolument indemne. Les mouvements du pouce en tous sens ne
réveillent aucune douleur.

2° *Au niveau du genou.* — Sur la face externe du genou
droit, un peu en dessous de l'interligne, on voit des lésions
cutanées ; la peau est rouge, violacée, couverte de croûtes
grisâtres, qu'on enlève facilement.

On découvre alors de petites ulcérations à peu près cicatrisées. Le stylet, introduit par l'une d'elles, ne peut pénétrer perpendiculairement en profondeur, et s'insinue sous la
peau parallèlement à la face externe de la jambe.

Pas de douleur, l'état général est assez bon.

10 *juillet. Nouvel examen.* — A l'exploration de la fistule
de la face externe du genou, on tombe sur un point osseux
dénudé appartenant à la rotule. La malade n'accuse aucun
traumatisme sur le genou. La lésion cutanée siégeant sur la
face externe du genou droit, présente environ quinze à vingt
centimètres carrés de superficie. Cette plaque érythémateuse
porte, dans sa zone supérieure, trois orifices de trajets fistuleux, l'un antérieur, les deux autres postéro-supérieur et pos-
téro-inférieur.

De ces trois trajets, les deux postérieurs explorés à l'entrée présentent une situation sous-cutanée très nette et une

étendue de 1 centimètre à 1 centimètre 5 ; l'antérieur, à peu près comblé par les fongosités, ne fut pas exploré dans toute son étendue.

On crut à ce moment à une ancienne gomme tuberculeuse, ouverte à ce niveau par trois trajets fistuleux et ayant laissé à sa place des lésions d'inoculation cutanée. Un nouvel examen montre que les deux trajets fistuleux postérieurs étaient réellement sous-cutanés et peu étendus, alors que la fistule antérieure s'enfonce nettement à l'intérieur, l'exploration au stylet de cette dernière, plus difficile que pour les autres, conduit nettement sur la rotule que l'on sent dénudée dans une étendue de un centimètre carré environ. La pression sur les os ne montre aucun point douloureux, ni sur la rotule, ni sur le tibia.

Intégrité absolue des mouvements du genou.

Opération le 25 juillet. — Incision longitudinale sur la région prérotulienne, longue de 6 à 7 centimètres. Après la section de la peau, l'incision est portée jusque sur le périoste rotulien, qui est lui-même divisé longitudinalement et décollé à la gouge. Extirpation de la rotule. Suture de la synoviale. L'antisepsie est faite soigneusement en prévision d'une infection articulaire possible.

1er août. — Au moment de l'opération, la synoviale était déjà épaissie et vascularisée. L'articulation était déjà atteinte secondairement. L'extirpation de la rotule que l'on aurait pu croire suffisante pour enrayer le mal, n'a pas été suffisante et l'arthrite du genou s'est déclarée.

M. Martel prend possession du service en l'absence de M. Rochet, et se décide à faire la résection du genou: Sept pansements, un tous les huit jours, sont faits sous anesthésie.

La petite malade présente un état général très mauvais. L'appétit est à peu près nul et les forces déclinent rapidement.

Le 1ᵉʳ septembre, M. Rochet reprend possession du service et fait un pansement qui n'est pas enlevé de 14 jours.

Appareil plâtré.

Actuellement, 10 novembre, la malade a repris des forces et mange avec appétit. L'ankylose est à peu près obtenue.

Depuis le 2 novembre, le malade peut marcher avec son appareil plâtré.

OBSERVATION XV

Ostéite primitive de la rotule gauche guérie spontanément par les
conditions hygiéniques
(Thèse Forget)

Le Huédé Yves, âgé de 27 ans, voiturier au Croisic (Loire-Inférieure), de complexion peu robuste, a été refusé au conseil de revision pour défaut de taille, faiblesse de constitution et adénite carotidienne, très probablement tuberculeuse.

En 1897, pleurésie gauche, dont il s'est guéri, mais dont les suites l'empêchent de continuer son métier pénible de paludier.

Pendant l'été 1898, il a commencé à souffrir du genou gauche au niveau de la région antérieure de l'articulation ; en même temps qu'une tuméfaction assez considérable envahissait celui-ci.

En septembre 1898, la peau qui était violacée s'est ouverte en deux points, et il s'est formé deux plaques bourgeonnantes, érythémateuses, l'une exactement sur le bord externe de la rotule, au niveau de l'insertion de l'aileron rotulien, l'autre au niveau de la tubérosité antérieure du tibia, à 1 cent. 5 environ de la pointe de la rotule.

La première plaque, qui était le siège d'un écoulement pu-

6

rulent, a disparu, et il en est resté une cicatrice violacée gaufrée, infundibuliforme, dont le fond se dirige manifestement vers le bord externe de la rotule. Il est probable qu'il existait là une fistule, qui s'est oblitérée spontanément.

La plaque inférieure prétibiale persiste toujours, mais le suintement est à peu près tari ; elle paraît en bonne voie de cicatrisation. En l'absence de stylet, une fine aiguille à tricoter flambée nous a conduit sur une fistule à trajet sous-cutané orientée vers la pointe de la rotule sans que nous ayons pu parvenir jusqu'à celle-ci.

L'étendue de cette fistule était de 7 à 8 millimètres ; la partie supérieure du trajet a dû s'oblitérer par cicatrisation spontanée.

Il est probable que nous avons eu affaire à un cas heureux de guérison d'ostéite tuberculeuse de la rotule, à forme fistuleuse, sans traitement chirurgical, mais due simplement aux conditions hygiéniques exceptionnelles où se trouve le malade.

Il est évident pour nous, en effet, que ce jeune homme qui fait deux fois par jour, en voiture, le trajet du Croisic au Bourg-de-Batz, sur une route exposée de deux côtés aux brises salines et vivifiantes de l'Océan, se trouve dans des conditions excellentes pour obtenir la guérison déjà commencée de son affection, surtout s'il complète sa cure naturelle par l'huile de foie de morue que nous lui avons conseillée.

OBSERVATION XVI

(Due à M. le professeur-agrégé Rochet)
(Thèse Forget)
Lupus de la face. — Spina ventosa. — Tumeur blanche du coude. — Arthrite fongueuse du genou ayant débuté par une ostéite de la rotule.

Antoinette Ravachol, âgée de 9 ans, est entrée à l'hôpital de l'Antiquaille en 1897 ; elle présente sur la face des plaques de lupus érythémateux et sur la hanche gauche des lésions analogues, qui ont été soignées par des injections mercurielles massives — plusieurs doigts et métacarpiens de la main gauche sont atteints de spina ventosa — tumeur blanche du coude gauche, ayant débuté il y a deux ans.

En septembre 1898, pendant le séjour de la petite malade à la salle Sainte-Croix, elle commença à souffrir du genou droit ; celui-ci devint en même temps le siège d'une tuméfaction notable.

Depuis ce moment, le gonflement a peu diminué ; le genou est globuleux ; le cul de sac sous-tricipital est volumineux, empâté, rempli de fongosités, la peau est violacée.

On constate, au niveau de la face antérieure de la rotule, environ sur son tiers externe, une plaque érythémateuse, arrondie, bourgeonnante, et qui est le siège d'une suppuration assez abondante. Au dessous d'elle, à 5 centimètres environ, se trouve une deuxième plaque, un peu plus étendue, siégeant sur la partie moyenne du tendon rotulien.

Les mouvements de l'articulation sont restés absolument libres pendant longtemps ; depuis le 15 octobre seulement ils sont limités et ne dépassent guère 25 à 30°. La petite malade tient d'ailleurs son membre dans l'extension et les mouvements de flexion que l'on provoque produisent une vive douleur.

Si l'on introduit un stylet par l'orifice de la lésion cutanée supérieure, on arrive bientôt sur une face rugueuse, dénudée, qui est le bord nécrosé de la rotule.

Une autre fistule rejoint également la lésion cutanée inférieure au bord inférieur de la rotule.

Il n'y a pas de douleur à la pression ; seule la marche détermine une certaine douleur depuis quelques jours.

Observation XVII

Hygroma suppuré ; Ostéite double de la rotule
(Thèse Forget)
Due à M. le professeur agrégé Rochet

Tournier Marius, âgé de 9 ans, entre le 27 septembre 1898, à l'Antiquaille.

Son père et sa mère sont bien portants ; quant à lui, il a eu une longue bronchite à trois mois.

Il y a environ quatre mois, le malade qui était enfant de chœur, s'aperçut d'une sourde douleur aux deux genoux, toutes les fois qu'il se mettait dans la position de la génuflexion. La marche n'était pas douloureuse ; à ce moment, pas de signes objectifs, et spécialement, pas de gonflement.

Cet état dura deux mois environ ; au bout de ce temps, c'està-dire deux mois avant son entrée à l'hôpital, les deux genoux commencent à se tuméfier au niveau de la tubérosité antérieure du tibia. Celui de droite acquiert rapidement un volume énorme, celui de gauche grossit moins vite. En même temps, douleurs plus vives, marche difficile. Le malade se tient couché toute la journée ; un peu de fièvre le soir ; un médecin consulté ordonne de la teinture d'iode.

A son entrée à l'hôpital, le malade est porteur à chacun des genoux d'une tumeur volumineuse, surtout à droite, siégeant au niveau de la tubérosité antérieure du tibia, au-dessous de la rotule. Elle est douloureuse, très nettement fluctuante.

La région environnante ne semble pas atteinte ; seules les deux rotules sont un peu douloureuses.

28 septembre. — Aujourd'hui, lendemain de l'entrée à l'hôpital, la tumeur du côté droit a percé, donnant issue à une forte quantité de pus très liquide.

5 octobre. — Opération.

M. Rochet fait une incision en croix sur les deux genoux
au niveau des tumeurs ; il tombe immédiatement sur une
cavité purulente, siégeant en avant du tendon rotulien et de
la tubérosité antérieure du tibia ; elle est large, surtout à
droite.

Ces cavités, une fois lavées et curettées, M. Rochet recherche, à l'aide du stylet, les prolongements qu'elles peuvent
avoir. Un trajet fistuleux, symétrique des deux côtés, conduit
alors sur la face antérieure de la rotule, que l'on sent irrégulière et dénudée.

L'incision cutanée est alors poussée en haut, au devant de
la rotule. On tombe alors sur une cavité osseuse, occupant la
face antérieure de cet os, et contenant un séquestre très gros
à droite, plus petit à gauche. — Curettage de cette cavité. —
Suture de la plaie, — une mèche de gaze iodoformée est laissée à demeure.

28 octobre. — Le malade va bien, les plaies sont presque
cicatrisées.

10 mars. — Après l'abrasion des deux rotules, les deux ar-
ticulations se sont prises et présentent des trajets fistuleux,
nécessitant une nouvelle intervention.

3 avril. — Le malade part avec un silicaté dans son pays.

Observation XVIII

(Thèse de François, communication orale due à M. le professeur Levrat)

Chez un enfant de huit ans on constatait au devant de la
rotule un assez gros abcès, survenu sans cause appréciable.
Il y avait à ce niveau de la fluctuation manifeste et la peau
était rouge luisante. On pensait avoir affaire à un hygroma

suppuré et on incisa la tuméfaction. Il sortit un peu de pus
et avec le stylet on se rendit compte de l'état de la face inté-
rieure de la rotule, sur laquelle se trouvait un point dénudé.
On introduisit le stylet dans ce point et on arriva dans une
petite cavité de la grosseur d'un pois, pleine d'une matière
caséeuse et ramollie. Avec la curette on évida cette cavité ; la
cicatrisation se fit rapidement et au bout d'une vingtaine de
jours le malade était guéri complètement. Les mouvements
du genou ont gardé leur liberté.

Observation XIX

Ostéite tuberculeuse primitive de la rotule
(Parker)
Medical Times, 1883

Elisa G..., 5 ans, entre à l'infirmerie royale le 25 février
1878.

Trois ou quatre semaines auparavant, elle avait reçu les
soins de M. Parker à l'hôpital Stanley. On constata une suppuration prérotulienne au genou gauche, suppuration qui du-
rait depuis six mois. Par la fistule, M. Parker put introduire
un stylet à travers la rotule jusque dans le genou. Après éthé-
risation on incisa crucialement l'articulation avec un bistouri.
On trouva l'articulation saine. Quant à la rotule, elle avait
disparu par suite d'une carie évidente et il ne restait plus
qu'un quart de la portion cartilagineuse sur lequel on appli-
que les lèvres de l'incision cutanée. Le membre fut maintenu
en rectitude dans une gouttière de Thomas. La mère de l'enfant appliquait de temps en temps sur le genou des compres-
ses froides. Pendant trois jours l'enfant fut très irritable,
criant quand on le touchait. On administra la morphine pour

calmer les douleurs. Peu à peu les bords de l'incision se couvrirent de bourgeons granuleux. Après deux semaines, tout fut recouvert, sauf des fragments du cartilage.

Deux mois après la cicatrisation de la plaie cutanée, un point suppurait encore. Ce n'est qu'au commencement du cinquième mois que le point central se ferma. En octobre, le malade commença à appuyer son pied sur le sol, la jambe tenue raide par une attelle. En juin 1879 le genou pouvait être fléchi et étendu au gré de la malade qui marchait en ayant soin de serrer son genou avec une bande de flanelle. Le genou malade ne différait du genou sain que par la cicatrice cruciale. A la place de la rotule il n'y avait qu'une simple condensation fibro-cartilagineuse du tendon du triceps. L'état fonctionnel du membre allait en s'améliorant, mais on n'essayait pas de le plier au-delà des mouvements d'absolue nécessité. En 1882, un voisin raconte que l'enfant allait bien et se servait de son membre ; mais à cette époque on ne put déterminer l'état exact du fonctionnement du membre.

OBSERVATION XX

Cas d'ablation de la rotule. — Guérison avec conservation des mouvements. — (Th. Lancet, 1884, p. 522). — Soins donnés par M. Dodd.

Catherine S..., 29 ans, mariée, entre à l'hôpital au commencement de septembre. Elle souffrait de sa rotule droite. Début des douleurs neuf mois auparavant et douleurs nocturnes. En même temps, raideur et gonflement du genou. Lorsque la malade entra, on constata une ulcération irrégulière de la peau au-devant de la rotule, sur une surface grande comme une pièce d'un franc. L'os était malade, mais non déplacé.

25 septembre. — M. Dodd, s'entourant de précautions antiseptiques, se mit en devoir d'extraire la rotule. Il pensait n'avoir à enlever qu'une portion cariée ; mais comme tout l'os était ramolli, tendre au point qu'un instrument passait dans le genou en traversant la rotule, il était évident que l'extraction totale seule pouvait amener la guérison. On fit une incision cruciale, on écarta les lèvres de la plaie et le tendon du triceps et, le ligament rotulien étant divisé, on enleva l'os de consistance tendre, caséeuse.

Cela fait, l'articulation était complètement mise à nu ; les extrémités articulaires du fémur et du tibia s'offraient à la vue, et la synovie coulait.

A l'exception de la rotule, tous les autres tissus articulaires étaient sains. Un drain fut passé dans la plaie. Suture de la plaie au catgut. Lister soigné. Jambe mise en extension. Un mois après, cicatrisation complète. Un mois et demi après, on imprime au membre de légers mouvements. Massage.

Peu à peu la malade peut mouvoir la jambe et la plier jusqu'à l'angle droit. Le 17 novembre, la malade sort de l'hôpital et pouvait parcourir la distance d'un mille le 6 décembre.

OBSERVATION XXI

Cas de résection de la rotule, par Albert, publié dans *The London Medical Record*, 1880, page 454.

Le cas rapporté par Albert d'Insprück, était une ostéo-arthrite fongueuse bien marquée du genou, qui avait eu pour origine évidente la carie de la rotule.

Il s'agit d'une femme de 30 ans qui, dans son enfance, avait été affectée de kératite et d'engorgements ganglionnaires cervicaux. Déjà pendant l'automne de 1876, le processus des-

tructeur articulaire avait débuté par la cheville droite. Dans
le printemps de l'année suivante, un abcès se forma au niveau de la rotule du même côté. Quand Albert vit la malade pour la première fois, au mois de septembre, elle souffrait
d'une carie de la cheville droite et présentait au genou une
fistule qui traversait la rotule de part en part. On fit l'amputation de la jambe au mois de novembre. Après l'amputation
le genou devint gros et douloureux et, comme on pensait être
en présence d'une ostéo-arthrite du genou, on décida, en janvier 1878, d'enlever la portion malade de la rotule ou sa totalité si c'était nécessaire, puisque la maladie était causée par
la rotule.

Une incision verticale fut pratiquée sur la partie antérieure
du genou.

Elle passait par la fistule. La rotule fut ainsi mise à découvert, et on enleva au ciseau la moitié externe exsangue, éro-
dée et ramollie.

Quant à la moitié interne, elle fut laissée en place, son aspect était sain. Le cartilage articulaire rotulien fut ainsi en
partie respecté, mais on réduisit son épaisseur, car il offrait
un aspect strié par de petits dépôts jaunâtres. Le genou contenait 3 onces et demie d'un liquide boueux et tout le sac
synovial était converti en une masse épaisse et fongueuse. Les
cartilages articulaires des os longs étaient ramollis, blanchâ-
tres ; les ligaments étaient intacts. De chaque côté de l'articulation on fit une incision et on passa un drain à travers la
jointure dont la cavité fut ainsi irriguée et nettoyée avec une
solution à 5 % d'acide phénique. Une suppuration profuse et
abondante s'établit de suite après l'opération et 2 mois après
la malade mourait dans un état de cachexie extrême, le
poumon gauche farci de granulations tuberculeuses.

OBSERVATION XXII

Reproduction of the entire patella after necrosis and pemoval by operation ;
par Gibney (*New-York med. Record*, p. 417, 13 avril 1889).

Enfant qui a 7 ans reçoit un coup sur le genou ; douleur
et gêne de la marche. 8 jours après on ouvre un abcès prérotulien. Drainage ; 15 jours plus tard, il est vu par Gibney ;
sécrétion purulente abondante, rotule mobile. Quelques jours
plus tard le stylet arrive sur l'os dénudé. Le 5 avril chloroformisation ; on enlève la rotule ; lavage au sublimé, drainage,
plâtre, immobilisation pendant 3 semaines.

En juillet, la fonction est récupérée complètement. Il existe une rotule aussi grande que celle du côté opposé. Abbe
ajoute que la reproduction tient au périoste qui était probablement en place.

OBSERVATION XXIII

(Observation inédite)
Recueillie dans le service de M. le professeur Estor

M. B..., âgé de 6 ans, entre le 20 septembre 1905 dans le
service de clinique chirurgicale infantile de M. le Professeur
Estor.

Antécédents héréditaires. — Père et mère bien portants.

Antécédents personnels. — Bonne santé habituelle.

Début de la maladie actuelle, il y a trois mois. A ce mo-
ment-là, il est probable qu'il existait une certaine faiblesse
dans le membre inférieur droit car l'enfant se laissait tomber
souvent. Il y a 2 mois, il a commencé à boîter. On a fait à

cette époque des frictions à l'essence de térébenthine et tout récemment des pointes de feu.

Etat actuel le 22 septembre 1905. — L'articulation du genou droit est absolument libre, mais la rotule est douloureuse à la pression et il existe un certain gonflement au niveau de la bourse prétibiale.

Diagnostic. — Tuberculose primitive de la rotule.

22 septembre 1905. — Incision longitudinale sur la face antérieure du genou droit. On trouve : épaississement du tissu fibreux prérotulien, mais pas de fongosités, ni de suppuration. Le tissu rotulien est friable et avec la curette nous y creusons sans le moindre effort une logette, qui pourrait contenir une bille à jouer. Dans le tissu osseux, on ne trouve pas non plus de suppuration, ni de fongosités. En somme, il n'est pas permis, malgré de sérieuses probabilités, d'affirmer le diagnostic de tuberculose rotulienne.

Suture sans drainage.

Guérison le 10 octobre 1905.

Le 5 décembre 1905, l'enfant commence à marcher.

CONCLUSIONS

La tuberculose primitive de la rotule est une affection rare. Elle se présente le plus souvent chez des enfants, quelquefois chez des adultes.

Le traumatisme ne semble pas avoir une grande influence sur la localisation du bacille dans la rotule.

Les lésions d'ostéite rotulienne tuberculeuse primitive se ramènent à trois types : infiltration diffuse, cavernes avec ou sans séquestres, tubercule enkysté.

L'ouverture des cavernes tuberculeuses de la rotule se fait tantôt sur la face antérieure de l'os, tantôt à travers le cartilage diarthrodial. Les altérations de l'articulation du genou, qui sont la règle, ne portent que sur la synoviale. Les altérations des surfaces articulaires des os longs sont exceptionnelles. Le degré d'altération dont est frappée la synoviale va depuis la simple exsudation congestive jusqu'à la synovite fongueuse généralisée.

Une douleur localisée nettement en un point de la rotule, spontanée ou provoquée, une altération de la surface rotulienne, une augmentation du volume de l'os, un abcès prérotulien, une fistule, sont les signes les plus importants, qui permettent de faire le diagnostic souvent fort difficile.

Le diagnostic de la tuberculose primitive de la rotule n'est réellement facile que dans les formes isolées.

Le pronostic dépend du degré de gravité de la synovite secondaire. La guérison spontanée est exceptionnelle.

Le traitement doit être exclusivement chirurgical : dans les cas non compliqués de synovite ou lorsque la synovite est très légère. on fait un évidement de la rotule, proportionné à l'étendue de la lésion. Dans les cas accompagnés de synovite, on fait l'ablation sous-périostée de la rotule et la synovectomie.

La résection du genou doit être réservée pour les cas seuls où les surfaces articulaires du fémur et du tibia sont altérées.

BIBLIOGRAPHIE

Testu. — Traité d'anatomie humaine. Tome I, p. 288.

Poirier. — Traité d'anatomie humaine. Tome I, p. 224.

Dictionnaire encyclopédique des Sc. Méd. Tome V, art. Rotule, par Paul Berger, p. 367 et suivantes.

Lagrange. - « Traitement de l'ankylose du genou ». Thèse pour l'agrégation ; 1883, Paris.

François (Paul). — « Des ostéites primitives et isolées de la rotule ; leur traitement. De la reproduction de cet os après son ablation totale ». Thèse pour le doctorat, 1888, Lyon, série I, n° 451.

Poncet. — Traité de chirurgie, par Duplay et Reclus. Tome II, p. 711.

Ollier. — Traité de régénération des os. Tome II, p. 390.

— Traité de résection ; 1891, tome III, p. 337.

Coudray. — « Arthrectomie et résection du genou chez les enfants ». Congrès Français de chirurgie, 5e session, 1891, Paris, p. 543.

Guillemain (Alexandre). — « Etude de l'ostéo-arthrite tuberculeuse du genou considérée spécialement chez l'enfant. Anatomie pathologique et indications thérapeutiques ». Thèse pour le doctorat, 1893, Paris.

Hayem. — Revue des Sc. méd. en France et à l'étranger, tome XXXIV. Gazette hebdomadaire, 31 mai 1896.

Gangolphe. — Traité de chirurgie clinique et opératoire, par Le Dentu et Delbet. 1896, tome III, p. 683.

Ménard. — « Tuberculose osseuse juxta-articulaire ». Revue d'orthopédie, 1895, 1re série, tome VI, p. 325.

— « Tuberculose primitive de la rotule ». Dixième Congrès de chirurgie, 1896, Paris, p. 734.

BOUTIN. — Hygroma suppuré du genou. Th. Paris, 1882-83, n° 138.

KŒNIG. — Die specielle tuberculose der Knochen und gelenke, auf grund von Beobachtungen der Gœttinger Klinick I, Das Knie-gelenk. Berlin A. Hirschwald, 1896.

PHOCAS et BOELDIEU. — Tumeur blanche du genou chez les enfants. Paris, 1900.

CLAVEL. Du traitement de la tuberculose du genou chez les enfants, par arthrectomie ; résultats éloignés. Lyon, 1900.

GUIBAL. — Tuberculose primitive de la rotule droite avec extension au genou. Ablation. Guérison. Particularités de marche. Bulletin médical de Paris, 1899. XIII-886.

GROSS (M.). — Des ostéites tuberculeuses de la rotule. Revue médi-cale de la Suisse romande Genève, 1900, t. 20.

CHAMBON. — Th. Paris, 1896.

LEJARS. — Revue de la tuberculose. Paris, 1893.

DUPLAY. — Ostéo-arthrite tuberculeuse du genou. Revue internatio-nale de médecine et chirurgie pratiques, 1896, tome VII-21.

WALTHER. — Tuberculose du genou. Indépendance médicale, 1898, IV-401.

LEJARS. — Les formes de la tuberculose du genou chez l'adulte. Bull. médical, 1894, VIII-519.

DUPLAY. — Affections para-articulaires du genou. Bull. méd., Paris, 1900, XIV-1105-1107.

SCHWARTZ. — Thèse d'agrégation Paris, 1880.

GAUTRON. — Hygroma prérotulien à grains riziformes, 1899, n° 419.

FORGET. — Des ostéites tuberculeuses de la rotule. Diagnostic et trai-tement. Thèse Lyon, 1899, n° 90.

CAMUS. — Formes circonscrites de la tuberculose du genou. Th. Paris, 1901-02, n° 237.

HERVY (P.). — Contribution à l'étude des foyers inflammatoires juxta-articulaires du genou. Th. Paris, 1901-02, n° 34.

BERGER (PAUL). — Extirpation de la rotule pour une ostéite chronique d'emblée de cet os, suivie de la conservation des mouvements du genou et de la restauration des fonctions du triceps. Bulletin Académie de médecine, Paris, 1901, 3ᵉ série. XLV-69.

SERMENT

En présence des Maîtres de cette École, de mes chers condisciples, et devant l'effigie d'Hippocrate, je promets et je jure, au
nom de l'Être suprême, d'être fidèle aux lois de l'honneur et de
la probité dans l'exercice de la Médecine. Je donnerai mes soins
gratuits à l'indigent, et n'exigerai jamais un salaire au-dessus
de mon travail. Admis dans l'intérieur des maisons, mes yeux
ne verront pas ce qui s'y passe ; ma langue taira les secrets qui
me seront confiés, et mon état ne servira pas à corrompre les
mœurs ni à favoriser le crime. Respectueux et reconnaissant
envers mes Maîtres, je rendrai à leurs enfants l'instruction que
j'ai reçue de leurs pères.

Que les hommes m'accordent leur estime si je suis fidèle à mes
promesses ! Que je sois couvert d'opprobre et méprisé de mes
confrères si j'y manque !

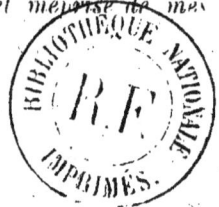

www.ingramcontent.com/pod-product-compliance
Lightning Source LLC
Chambersburg PA
CBHW060624200326
41521CB00007B/878